老いの緩和ケア

小早川　晶
Kobayakawa Akira

PALLIATIVE CARE
FOR ELDERLY

木星舎

表紙絵：菅原 みちる

はじめに

　今回、15年ぶりに、愛する郷土、福岡で良書を世に送り出している木星舎から、新たに緩和ケアの本を出版することになりました。
　私が福岡市の木村外科病院（現・木村病院）に新設されたホスピス病棟に勤務していた時代、西南学院大学人間科学部のA教授から「老年学」、「老年期医学」の講義の依頼をいただきました。当時、「老年期医学」については多少の知識は持ち合わせていましたが、それを体系化し、学生に講義するまでには相当の覚悟が必要でした。「わかりました。やらせていただきます」とA教授に返事をしたときから、実はこの書を編むことを神様が計画されていたような気がしてなりません。
　当時から、ホスピス・緩和ケア病棟に入院する年代としては圧倒的に60代、70代、80代以上の人が多く、私の印象では入院患者のおよそ70〜80％くらいがその年代に入ります。
　老年期では若いときとは違い、筋肉や骨格、内臓、脳神経、末梢神経などが衰え、視覚、聴覚、嗅覚などおよそあらゆる機能の低下がみられます。器官レベル、いや細胞レベルでの形態や機能のレベル低下が起こる、いわゆる老化です。
　薬物の作用や副作用などが、若いときに比べて出やすく、当然、医療用麻薬など緩和ケアで使用する薬に対しても作用が違ってきます。言い換えれば、「薬が過量になりやすい」のです。
　さらに高齢者は成人病や脳梗塞、骨折などで複数の病院やクリニックで複数の薬剤が処方されていることが多く、医療機関のネットワークや「おくすり手帳」の携帯などが勧められているにもかかわらず、現状では医療機関、調剤薬局間での連携は十分に取れている

とはいえません。

その一方で、この1、2年余り、がん性疼痛、嘔気(おうき)、便秘などへの症状緩和の新薬が相次いで世に出てきています。オピオイド（医療用麻薬）だけでも、従来のモルヒネ、オキシコドン、フェンタニルの主流な3つに加えて、ヒドロモルフォン、タペンタドールの2種類が追加されました。

緩和ケアの現場で使えるオピオイドが増えたことは喜ばしいことですが、反面、使用目的に沿って適切な使い分けをしなければならなくなりました。

このあたりで一度整理する必要があります。その上で、緩和ケア病棟や緩和ケアチームでの対応の実際に触れ、苦痛緩和の一助にしたいと思います。

緩和ケアも決して万能ではなく、なかなか対応に難渋することもありますが、この本を手にした方が困り果てるような事態にも果敢に立ち向かう「対応力」を養うことができれば、望外の喜びです。

さて現在、日本人の寿命が延びて、80歳、90歳、100歳を超えて長生きすることも珍しくなくなってきましたが、その一方で高齢者には認知症や老化に伴う問題が惹起されます。

「老年医学」にも緩和ケアは適用されます。老年期の緩和ケアを普及することで、我が国の高齢者への福音につながると思います。

福岡市内の2つの緩和ケア病棟に勤務していたときには毎週、西南学院大学人間科学部社会福祉学科で「老年学」や「老年期医学」を講義し、神学部キリスト教学科では、スピリチュアルペインを扱うパストラルケアワーカーを育てるべく、「臨床パストラルケア」について講義を受け持ちました。さらに九州大学医学部の先輩である新福尚隆教授から請われて一般内科でも講義し、社会福祉士や精

はじめに

神社会福祉士の養成講座も受け持ちました。本書では、それらの講義ノートからも幾分かは掲載します。

その後、故日野原重明先生に請われて聖路加国際病院及びピースハウス病院に勤務したときからは、毎年、夏期集中講義として教えています。

爾来、「老年学」あるいは「老年期医学」のテキストを作成し、学生へ配布してきました。今回はその内容も盛り込んでいます。

本書は、はじめから順番に読み進めてもらってもいいですし、興味のあるところから先に読んでいただいてもいいように構成しています。

巻末には、看取りの段階を解説した「死に逝く人におこること」を掲載しました。また、ところどころに「コラム」を配して緩和ケア病棟の実際を描写しています。

この小著は『緩和ケアをはじめよう』と『ベッドサイドの実践緩和ケア塾』（ともに木星舎）というすでに世に出た2冊と、「老年学」講義テキストを下敷きにし、「緩和ケア」の最近の知見をも盛り込めたものと自負しています。この本に一貫して流れているのは、ホスピス・緩和ケアはその人の人生を丸ごと受け入れることから始まるという概念です。

私たちはどこから来て、どこに向かおうとしているのか……。

なかなか難しいテーマではありますが、さてどこに軟着陸しましょうか。

2018年12月25日

　　　房総半島、飯岡灯台近く、太平洋と富士山を望む旭市にて
　　　　　　クリスマスの静かな夜に

　　　　　　　　　　　　　　　　　　　　　　　　小早川　晶

目次

- はじめに

第1章 ホスピス・緩和ケアの定義を知ろう
DEFINITION OF PALLIATIVE CARE

ホスピス・緩和ケアは何を目指しているのか …… 2

WHOの緩和ケアの定義 …… 4

オーストラリアホスピスから学ぶ …… 5

  オーストラリアホスピス・
  緩和ケア協会による緩和ケアの定義 …… 5
  オーストラリアホスピス・
  緩和ケア協会による緩和ケアの基準 …… 6
  ホスピス・緩和ケアの三角形：核となるサービス …… 10
  がん治療から緩和ケアへ軸足を移すタイミングについて …… 11
  死に向かっている患者とその家族や取り巻いている人たちとの
    間のコミュニケーションの4つの形態 …… 11

第2章 今、ここまでできる苦痛緩和の方法
入院でも、在宅でも

旭中央病院で採用している全オピオイドの等価換算表 …… 14

最近、新たに加わったオピオイドについて …… *16*

    ヒドロモルフォン塩酸塩 …… *16*
    タペンタドール塩酸塩 …… *17*
    フェンタニルクエン酸塩 …… *18*

終末期の持続皮下注射について …… *18*

    1．オピオイド持続皮下注射への変更 …… *19*
    2．せん妄対策としての皮下注射 …… *23*
    3．死前喘鳴に対する皮下注射 …… *26*
    4．セデーション（鎮静）としての皮下注射 …… *26*

オピオイドの持続皮下注射の実際 …… *27*

苦痛緩和のエッセンシャルドラッグについて …… *28*

第3章 緩和ケア病棟への入院
国保旭中央病院緩和ケアセンターの場合

国保旭中央病院緩和ケアセンターから患者さん・ご家族に向けた緩和ケア病棟についての説明と同意 …… *37*

緩和ケア病棟に入院する目的 …… *43*

第4章 ホスピス・緩和ケア病棟からの退院

塩酸モルヒネなどオピオイド持続皮下注射の実施 …… *44*

生活していくためのサポートシステム 45

医療用麻薬の在宅へのデリバリーシステムの構築 46

慢性疾患やがんなどの不治の病を抱える人々に優しい医療を 46

第5章 老年期の緩和ケア

高齢者を取り巻く日本の現状 56

何歳から「高齢者」？ 50
なかなか死ねない高齢者・・高齢者を取り巻く医療環境 51
「老衰」・・穏やかに生き抜く 52

高齢者におこる病気について 53

高齢者の病気の特徴 53
高齢者の異常を早期に発見するポイント 54

高齢者によくみられる症状と治療についての考え方 55

1. 痛み（疼痛） 55
2. 呼吸困難感・・肺炎、気管支炎、肺がん、肺転移 57
3. せん妄 57
4. 食思不振／食欲低下 58
5. う　つ 60
6. 便　秘 61
7. 不　安 62
8. 嚥下困難 63

高齢者における生命倫理的なトピック *64*

　Informed Consent から Informed Share への変化 *64*
　事前指定書 *66*
　心肺蘇生 *67*
　栄養と水分の問題 *68*

緩和ケアプログラムの導入 *68*

高齢者の緩和ケアへの希望 *69*

高齢者の end-of-life ケアガイド *71*

第6章　認知症の理解とケア

Ⅰ　認知症の理解 *79*

　認知症とはある病的な状態である *79*
　何が認知症をひきおこすのか *79*
　アルツハイマー病による認知症 *80*
　解明されつつあるアルツハイマー型認知症の本体 *80*
　アルツハイマー型認知症は脳のどこに影響するのか *81*
　まず頭頂葉と側頭葉が侵される *81*
　認知症状態と神経細胞の関係 *82*

Ⅱ　認知症の特徴と接し方 *83*

　認知症のもの忘れの特徴 *83*
　介護するにあたっての心得 *84*

ひとりひとりに対応を変えて接する　……　*84*
　　認知症の人の人権をどう考えるべきか　……　*85*
　　北欧に学ぶべき高齢者福祉政策　……　*86*
　　おわりに　……　*86*

手　紙
親愛なる子供たちへ

　　差出人のない手紙　……　*88*
　　手　紙　……　*89*

スピリチュアリティ
死と向き合う

スピリチュアルと宗教　……　*92*

スピリチュアルケア　……　*93*

　　カリタス・クリスティホスピスのパストラルケアワーカー　……　*94*
　　ドロシー・ハウス・ホスピスで学んだスピリチュアリティ　……　*95*

さまざまな疑問　……　*98*

● あとがき　……　*99*

> **コラム**

column 緩和ケアの伝道師 …… *40*
column モルヒネ？ …… *42*
column がん末期の在宅緩和ケアがうまくいくには …… *47*
column ある患者さんのこと …… *76*

巻末付録-1　ホスピス・緩和ケアの起源と歴史 …… *102*
巻末付録-2　症状緩和　院内基本マニュアル …… *104*
巻末付録-3　死に逝く人におこること …… *108*
巻末付録-4　本書に出てくる薬品名一覧 …… *116*

第1章

ホスピス・緩和ケアの定義を知ろう
DEFINITION OF PALLIATIVE CARE

ホスピス・緩和ケアは何を目指しているのか
―または「ゆるやかなギアチェンジ」について

2001年に出版した共著『緩和ケアをはじめよう―ゆるやかなギアチェンジ』の内容は、今日でも色褪せていません。しかし、そのことが逆に、この18年間の進歩のなさについて私に後悔の念を抱かせます。

1981年、日本で最初のホスピス（院内独立型ホスピス）が静岡県浜松市における聖隷三方原病院に創設され、今年（2018年）で37年が経過しました。

「生命を肯定し、死を自然の過程として捉え」たとき、ホスピス・緩和ケアの概念はこれまでの医療の枠を越えます。

近年、PEACE（医師への緩和ケア基礎研修会）が厚生労働省の管轄のもと全国的に拡がり、以前に比べると、医療用麻薬の処方の仕方を全く知らないという医師は減ってきました。しかし、処方は開始しても増量に躊躇し、あるいは不適切な使用により、患者の苦痛は緩和されず、悲惨な状況で無念の死を迎えることになってしまうケースも、まだまだ多いようです。

患者・家族も、「死をできるだけ遠ざけ、否定すること」をよしとして、標準的ながん治療が終わり、他には治療がない状況下でも、

藁にもすがる思いで、効果があやふやな上に破格の治療費を請求される怪しげな民間療法まがいの医療機関に駆け込んでしまう例が散見されます。

この数年、「緩和ケア」という言葉が「死」を連想させるとして、一般市民はもとより、医師や看護師までもが「緩和ケア」という言葉を避けようとする事態が起きています。私の勤務する病院でも、研修医や常勤の勤務医が、「緩和ケア病棟入棟申込書」に、「……化学療法は PD（Progressive Disease ＝ 病態進行）となったため、BSC の方針となった。……」との文字を書き連ねます。私としては非常な違和感があります。

BSC というのは Best Supportive Care という米語ですが、日本語では「支持療法」とでも訳すのでしょうか。もともと化学療法や放射線療法の際に起こる副作用、嘔気などを乗り切るために使われ、それががん性疼痛の緩和にも広がっているように思われます。

しかし、その後、がん治療が不可能となり、次第に終末期の状態になったとき、あとは痛みなどの身体的な苦痛緩和のことのみを対象としているような気がしてなりません。そうなった患者への血液検査や画像検査もいきおい、おざなりにされている感が拭えないのです。

BSC というとき、そうなった患者やその家族のトータルペインを癒やす全人的医療がスポッと抜けている。それでは患者や家族は救われないのです。それは、私たちが目指すホスピス・緩和ケアの概念とは相容れません。

そうしたことを反省し、傍観せず、何が患者・家族にとって真にためになるのかを真剣に考えたいと思います。そのためには、ホスピス・緩和ケアが何故始まったのか、またどのように発展してきたのか、その歴史を知ることが非常に大切と考えます。

WHOの緩和ケアの定義

> *The goal of palliative care is achievement of the best possible quality of life for patients and their families.*

緩和ケアの目的は、患者と家族の可能な限りの最良のクオリティー・オブ・ライフの達成である。

> *Palliative care affirms life and regards dying as a normal process;neither hastens nor postpones death;provides relief from pain and other distressing symptoms;integrates the psychological and spiritual aspects of patient care;offers support system to help patient to live as actively as possible until death;and offers a support system to help the family to cope during the patient's illness and in their own bereavement.*

緩和ケアは生命を肯定し、死を自然の過程とみなし、死を急がせることもせず、延ばすこともしない。疼痛や他の不快な症状を緩和し、精神的なケア、スピリチュアルなケアもその中に包括される。

患者が死ぬときまで、できる限り活動的に生きることができるようにサポートし、彼らの家族に対しても、患者の闘病期間中はもとより、死別後も家族が悲嘆を乗り越えられるようにサポートしていく。

WHO（世界保健機構）私訳

緩和ケアが、死にゆくことを想起させているのでは全くないのです。一般の病院の緩和ケアを専門としない医師や、世人の危惧はあたりません。

要するに、「緩和ケア」は従来のターミナルケアだけをしてきた

ホスピス・緩和ケアの定義を知ろう

「ホスピスケア」を凌駕しているということなのです。さらに言うならば、「救急」や「ICU」「透析」「CCU」などの患者を扱う医療現場にも適用できるし、人が皆たどる「老年期」にも広く適用されるのです。

換言すれば、「緩和ケア」は、エンド・オブ・ライフケア（end-of-life care）において、普遍の力を発揮しているのです。

オーストラリアホスピスから学ぶ

世界で最も早くからホスピス・緩和ケアの施設・制度を創設してきたオーストラリアから、緩和ケアの基本を学ぶことができます。

> 以下は、オーストラリア・メルボルンのカリタス・クリスティ・ホスピス（CARITAS CHRISTI HOSPICE）緩和ケア研修プログラム資料（1998年）より引用。ただし、□は日本の現状から見た筆者の見解を述べた部分である。

🔍 オーストラリアホスピス・緩和ケア協会による緩和ケアの定義

"Hospice&Palliative care" is defined as a concept of care which provides coordinated medical,nursing and allied services for people who are terminally ill delivered where possible in the environment of the person's choice,and which provides physical,psychological,emotional and spiritual support for patients and patient' families and friends.

ホスピス・緩和ケアは、末期患者のためにコーディネートされた医療、看護、その他のサービスを提供するケアの概念であり、ケアは可能な限り、患者と家族の希望する場所で、患者とその家族、友人に対して身体的、心理的、情緒的、スピリチュアルなサポートを提供される。

> *The provision of Hospice&Palliative Care services includes grief and bereavement support for the family and other carers during the life of patients, and continuing after death.*

　ホスピス・緩和ケアは家族や友人に悲嘆と死別による悲しみへのサポートを提供することも含み、それは患者の生存中、そして死後も継続する。

オーストラリアホスピス・緩和ケア協会による緩和ケアの基準

> 1. *The Hospice & Palliative Care Services recognizes the patient and family as a unit of care.*

　ホスピス・緩和ケアは患者と家族を、ケアを必要とする1ユニットとして認識する。

□患者本人だけがホスピス・緩和ケアの対象ではないということにお気づきでしょうか？　家族も巻き込んでケアをしていきます。そのためには、家族の話を聞くことに多くの時間を費やすことになります。逆に言えば、患者本人ではなく家族がホスピス・緩和ケアに反対すれば、そうしたケア自体が成り立たなくなるということも意味しています。

> 2. *The care of the patient is based on the needs and wishes of the patient as a whole person.*

　ケアは、患者の人間としてのニーズと希望に基づいて提供される。

□提供されるすべてのケアは、患者・家族、友人とよく話し合って

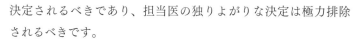

決定されるべきであり、担当医の独りよがりな決定は極力排除されるべきです。
□医師、看護師だけでなく、ソーシャルワーカー、理学療法士、栄養士、心理療法士、精神科医、歯科衛生士、看護補助要員、事務員などさまざまな専門性を持つ人が集まり、共同のチームアプローチを行うことが欠かせません。
□できる限りのことをしたとしても、すべての問題が解決されるわけではありません。

3. *A collaborative multidisciplinary team approach exists to provide co-ordinated medical, nursing and allied services to patients and families.*

　コーディネートされた医療、看護、その他のサービスを患者と家族に提供するため、多職種による共同のチームアプローチが存在する。

□専門家たちがバラバラに存在していては無意味。彼らを束ねるコーディネーター（多くの場合は緩和ケア専従医師、緩和ケア認定看護師）が必要となります。

4. *Volunteer help is utilised by the services if it is avaiable and appropriate.*

　ボランティアによるサービスが、もし得られるならば、そして適切であるならば利用される。

□もし、ではなくて、必ず得られるように努力すべきです。
□特別なトレーニングを経て採用されるホスピス・緩和ケアボラン

ティアは「社会から吹く風」として欠かせない存在です。

5．*The services committed to education for its team and for the wider professional and local community where applicable.*

（ホスピス・緩和ケア）サービス機関は、そのチームメンバーの教育に責任を持ち、また、広範に医療機関者や、地域社会にも教育活動を行う。

☐ホスピス・緩和ケアセンター（ホスピス・緩和ケア病棟と緩和ケアチームが所属）はそのメンバーの教育に責任を持ちます。また、地域の医療、看護、介護の専門家や地域の一般市民への啓発活動に責任を持ちます。

6．*A bereavement follow-up programme extends support to family and friends.*

ビリーブメントサービス（死別による悲しみへのサポート）が家族、友人に提供される。

☐ホスピス・緩和ケアの現場は、体力的にも精神的にもつらいことが多い仕事です。特に関わってきた患者に旅立たれると、スタッフも深い喪失感、悲嘆に襲われます。定期的にデスカンファレンス（Death Conference）を行い、スタッフ一人一人が心を開き、悲しみを共有し、同僚による慰めを得ることは必ず役に立ちます。

☐「短期間にあまりにも多すぎる死」を経験しないように、施設のコーディネーター（多くの場合は病棟師長や施設長）は気を配る必要があります。

ホスピス・緩和ケアの定義を知ろう

☐ ビリーブメントサービス（死別による悲しみへのサポート）について学び、実践していくこと。
☐ 家族だけではなく、友人にも提供されることが新しい概念です。日本では家族の定義が狭いのですが、欧米では家族は血縁の家族だけではなく、その人が心を許している友人も含まれます。実際に、日ごろ関わっていない"家族"よりも、その人のことをよく理解し、サポートを惜しまない友人がキーパーソンになることがよくあります。

　しかし、日本においてはやはり家族の存在は大きいようです。逆に言えば、友人や、家族でも息子の嫁などでは、医療用麻薬の使用の可否やセデーションの可否などの決定権はないことがほとんどです。だからこそ、緩和ケアへの初回の面談時には、必ず配偶者、息子、娘、そのほか関わりのある全員に同席を求め、病状や余命についての認識の度合い、ホスピス・緩和ケアでの医療行為を肯定するか否かを確認することが、とても重要なのです。

7. Administrative policies and protocols ensure the provision of service appropriate to the needs of the community.

　運営の方針やプロトコール（実施要綱）が地域のニーズに対する適切なサービスの提供を確実にするものである。

☐ ホスピス・緩和ケア施設の個々の運営方針はそれぞれ異なるものですし、そこで働くスタッフ一人一人の個性、態度、取り組み方にも違いがあるものです。
☐ ホスピス・緩和ケアサービスを担当している部門が、その施設内外に運営の方針やプロトコールを示すことで、また活動の様子

を知らせることで、地域へのサービスの提供をより確実なものにできます。これは、倫理的な観点からもしっかりと行うべきです。

🔍 ホスピス・緩和ケアの三角形：核となるサービス

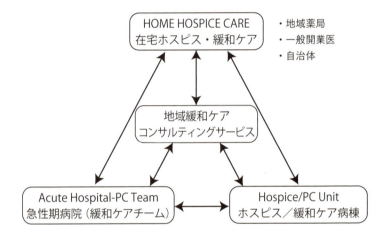

☐ ホスピス・緩和ケア病棟では専従医師が主治医。在宅ではかかりつけの医師が主治医。
☐ 急性期病院の緩和ケアチームが増加しています。
☐ 地域の訪問看護ステーションとの連携がますます重要になってきています。
☐ 緩和ケアの地域コンサルティングサービスの提供が乏しい日本で、今後、緩和ケアセンターや、がん相談支援センターなどがその役割を担うことになるのかどうかが問われます。

🔍 がん治療から緩和ケアへ軸足を移すタイミングについて

　一昔前は、治療が終了した後、比較的ゆっくりとした終末期を過ごせていましたが、近年のがん治療の進歩により、地域の中心的なが治療病院（がん診療連携拠点病院など）の中でも、実際にはがん末期であるにも関わらず、まだ化学療法や免疫療法が続けられ、その結果、緩和ケア病棟に紹介されたときには余命がすでに1〜2週間を切っているというケースが多々あります。患者さんは、それこそ坂道を転げるように衰弱していき、あっという間に臨終を迎えてしまいます。

　最近では、がん治療中からすでにターミナル（終末期）は始まっているかもしれないことを患者・家族も、治療医も認識しておくことが肝要です。

🔍 死に向かっている患者とその家族や取り巻いている人たちとの間のコミュニケーションの4つの形態　GlaserとStrauss（1965）

1．Closed Awareness〈閉鎖的コミュニケーション〉
　医療者や家族は事実を知っているのに、患者自身は自分が死ぬかもしれないことを知らない場合に起こる。
2．Suspected Awareness〈疑惑的コミュニケーション〉
　患者が死ぬかもしれないことを、その程度はさまざまであるが、疑っているときに起こる。
3．Mutual Pretence〈演技的コミュニケーション〉
　患者、家族、医療者、いずれも死は現実の可能性としてあることを知っているのに、そのことについて話そうとせず、互いに沈黙している状態で起こる。

4．Open Awareness〈開放的コミュニケーション〉
　患者、家族、医療者がオープンに死を現実の可能性として話すときに起こる。

☐ これらのコミュニケーション形態のうち、どれがいいのか―たぶん4がいいのではないかと思えるのですが―それはそれで何も問題がないということはないのでは、と思います。

第2章
今、ここまでできる苦痛緩和の方法
入院でも、在宅でも

　最近、緩和ケア関係の薬剤が一気に増えてきました。長くホスピス・緩和ケアの仕事をしていますが、同時期にこんなに出てきた記憶はありません。これらの薬の特徴を把握し、使いこなせるようにしたいものです。

　最近のオピオイドの進歩は速い。モルヒネ、オキシコドン、フェンタニルの従来の御三家に加えて、タペンタドール、ヒドロモルフォンという、いわばニッチ的な性格を帯びたオピオイドが出てきましたが、なかなか使い勝手が良いのです。むしろこれからは新しく出てきたオピオイドが処方の中心になっていくのではないでしょうか。現時点（2019年）での旭中央病院におけるオピオイド製剤の等価換算表（表1）を掲載しておきます。参考にしてください。

　在宅での緩和ケアが今後主流になるためには、内服薬や貼付薬に加えて、最期の苦痛を上手に緩和することが大事ですが、そのためにはオピオイドの持続皮下注射の普及が欠かせないと私は考えています。

　本章では、オピオイドなどの持続皮下注射の装置やセッティングの方法、さらには実際の注射薬の使用法について詳述します。

　また、各オピオイドは得意とする疼痛などの苦痛に対する効果が少しずつ異なっています。病気の進行によっても、オピオイドを変

更すること(オピオイドスイッチ)が求められることも多いです。

しかし、がん性悪液質が進行し、いよいよ看取りが近い時にはやはり塩酸モルヒネ持続皮下注射を上手に使いこなすことで、患者さんの苦痛は緩和され、ご家族も安心して付き添えるようになります。

次に、がんと闘っている患者さんの様々な苦痛を緩和するための基本的な薬剤(エッセンシャルドラッグ)について詳述します。明日からの臨床に活かしてください。

旭中央病院で採用している全オピオイドの等価換算表

表1、表2は、旭中央病院緩和ケア病棟専任薬剤師・岩田佳之作成

表1 オピオイド換算表

(単位:mg)

モルヒネ							
パシーフ MSコンチン錠	-	20	30	60	120	180	240
アンペック坐	-	10	15	30	60	-	-
モルヒネ注	7.5	10	15	30	60	90	120
オキシコドン							
オキシコンチン錠	10	15	20	40	80	120	160
オキファスト注	7.5	10	15	30	60	90	120
ヒドロモルフォン							
ナルサス錠	2	4	6	12	24	36	48
ナルベイン注	0.4	0.8	1.2	2.4	4.8	7.2	9.6
フェンタニル							
フェントステープ	0.5	-	1	2	4	6	8
ワンデュロパッチ	-		0.84	1.7	3.4	5	6.7
フェンタニル注	0.15	0.2	0.3	0.6	1.2	1.8	2.4
タペンタドール							
タペンタ錠	50	75	100	200	400	600	800
トラマドール							
トラマール錠	75	100	150	300	-	-	-
トラマール注	50	70	100	200	-	-	-

表2 レスキュー早見表

ベース	レスキュー		ベース		レスキュー
モルヒネ	オプソ	アンペック	オキシコンチン	タペンタ	オキノーム
mg/日	mg	mg/日	mg/日	mg/日	mg
-	-	-	10	50	2.5
20	5	5	15	75	
30			20	100	5
40			30	150	
60	10		40	200	
90	15	10	60	300	10
120	20		80	400	15
180	30	20	120	600	20
240	40		180	900	30

ベース	レスキュー	ベース	レスキュー
ナルサス	ナルラピド	フェントス	アブストラル
mg/日	mg	mg/日	μg
2	1	0.5	100〜
4		-	
6		1	
8	2	-	
12		2	
18	3	3	
24	4	4	
36	6	6	
48	8	8	

　必ずレスキューの指示をお願いします。静注、皮下注のレスキューは、1時間量のフラッシュ（早送り）となります。

　レスキューの使用頻度から、定期投与量増量の検討をお願いします。

［アブストラル舌下錠］

　投与間隔を2時間以上あけて、1日4回まで使用可能です。初回は100μgから開始し、用量調節が必要です。投与後30分以内に疼痛が残存すれば追加投与可能です。上限の4回にカウントしません。

2018.12　旭中央病院緩和ケアセンター

最近、新たに加わったオピオイドについて

① ヒドロモルフォン塩酸塩

1．NARUSUS（ナルサス）錠（2mg／6mg／12mg／24mg）
ヒドロモルフォン塩酸塩徐放錠 〈第一三共プロファーマ製造販売〉
ナルサス錠は1日1回内服タイプの徐放製剤。

2．NARURAPID（ナルラピド）錠（1mg／2mg／4mg）
ヒドロモルフォン塩酸塩錠 〈第一三共プロファーマ製造販売〉
ナルラピド錠は、ナルサス錠のレスキュー薬としても使用でき、1日必要量を4分割ないし6分割して内服してもよい。

3．NARUVEIN（ナルベイン）注（2mg／A／ml、20mg／A／2ml）
ヒドロモルフォン塩酸塩注 〈第一三共プロファーマ製造販売〉
　通常緩和ケア病棟では、持続皮下注射として投与している。各製剤の間での換算表（15ページ）があるので、参照していただきたい。

＊ナルサス錠は2mg製剤があり、塩酸モルヒネに換算すると10mgと少量から開始できるので、高齢者や体格の小さな患者にも使用できる。

＊ナルベイン注には高濃度の1％製剤があるので、がん性疼痛が強い患者には塩酸モルヒネ注よりも使いやすい。

　その理由として、塩酸モルヒネ製剤にも4％濃度200mg／A／5mlの製剤があるが、例えば、塩酸モルヒネ注240mg投与するのに必要な注射剤の量は6mlとなる。他方、ナルベイン注では等価計算では19.6mgとなり、これは2ml弱と少量ですむため、皮下注射の場合に患者の皮膚への負担がそれだけ減り、塩酸モルヒネ注よりも使えるオピオイドの量を増やせるメリットがあ

今、ここまでできる苦痛緩和の方法

ります。これはがん性疼痛治療の幅を広げるため、とても喜ばしいことです。

② タペンタドール塩酸塩

Tapenta（タペンタ）錠（25mg／50mg／100mg）
タペンタドール塩酸塩徐放錠　〈ヤンセンファーマ製造販売〉
1日50〜400mgを2分割して内服する。適宜増減できる。
1．タペンタ錠はタペンタドール塩酸塩の徐放錠。
2．μオピオイド受容体作動薬であり、がん性疼痛に効果がある。
3．ノルアドレナリン再取り込み阻害作用により、下行性疼痛抑制系を活性化させる。
＊剤形がやや大きく紡錘状なので、嚥下能力への留意が必要。
＊神経障害性疼痛に有効との印象があるが、まだ利用開始されてから日が浅いため、これからの評価を待ちたい。
＊ただ、自験例では神経障害性疼痛にかなり効果がある症例もあり、期待している。

　タペンタ錠の最少用量の50mgはオキシコドン10mgに相当し、これは塩酸モルヒネ15mgに相当します。1日2回の内服なので、高齢者では過量に注意しなければいけません。
　また、速放製剤がないため、他剤の速放製剤に頼らざるを得ないのが欠点です。私は、400mg〜600mg／日の処方量となることが多く、現時点での最高処方量は1400mgです。
　しかし、残念なことに、注射製剤がないため、内服が困難になると、他剤に変更せざるを得ないのが欠点。注射製剤の開発を待ちたいところです。

③ フェンタニルクエン酸塩

Fentos Tape（フェントステープ）(0.5mg)
フェンタニルクエン酸塩経皮吸収型製剤 〈久光製薬株式会社製造販売　協和発酵キリン株式会社発売〉

これまでの最小用量はフェントステープ1mgでした。これは塩酸モルヒネ（内服）では30mgに相当しますが、高齢者では初回の開始量としては過量でした。その半分ですから15mgの量と同じということになり、高齢者でも開始しやすくなりました。

さらに、これまでは増量する場合、1mg→2mg→3mg→‥と1mg刻みでしたが、これからは0.5mg→1mg→1.5mg→2mg→2.5mg‥とより細かな増量が可能となりました。

終末期の持続皮下注射について

がんなどのターミナルでは、嚥下機能が低下し、内服が難しくなってきます。誤嚥性肺炎などのリスクが増え、さらには消化管機能、肝機能などが低下するため、薬剤の投与ルートとして、持続皮下注射が推奨されます。

終末期になると、末梢の静脈ルートの確保が次第に困難になり、患者も静脈ルートに長時間繋がれているのは心理的にも負担が大きくなります。その点、皮下注射のルートはつけ外しが簡単なので、例えば入浴する際にはいったん外しておき、その後再度つけ直すということも可能です。終末期での持続皮下注射の使用について下記の用途があげられます。

1．オピオイド持続皮下注射への変更：最期の苦痛を緩和する

今、ここまでできる苦痛緩和の方法

2. 終末期のせん妄対策
3. 死前喘鳴対策
4. セデーション（鎮静）

1．オピオイド持続皮下注射への変更

A］オピオイドの内服からのスイッチ

■モルヒネの場合

内服量（定期の徐放製剤とレスキューの速放製剤の総和）の1/3ないし1/2の量の注射製剤に変更して持続皮下注射する。または、ナルベイン注へスイッチして持続皮下注射する。

■オキシコドンの場合

内服量の3/4の量をオキファスト注か塩酸モルヒネ注かで持続皮下注射する。またはナルベイン注へスイッチして持続皮下注射する。

■ヒドロモルフォン（ナルサス錠）やタペンタドール（タペンタ錠）の場合

それぞれ換算表に従って、塩酸モルヒネ注やナルベイン注の持続皮下注射へスイッチする。

B］フェンタニル貼付薬製剤（フェンタニルパッチ）からのスイッチ — フェンタニルパッチの半減期の問題

それまでの量を単純に置換して使用すると、一般的に過量になる恐れがあります。これはフェンタニル貼付薬製剤に特有の現象です。オーバードーズ（過剰摂取）のリスクを回避するため、医療現場では「変換係数」を使ってスイッチしますが、(0.5〜) 0.7を採用しています。

▶▶**処方例**

フェントステープ4mg/日を貼付している場合、塩酸モルヒネ（内服）では、4 × 30 = 120mgに相当する。変換係数を0.7と仮定すると、120 × 0.7 = 84mgになる。これを注射に変換すると、84 × 1/2 = 42mg

したがって、塩酸モルヒネ持続皮下注射の指示内容としては、

塩酸モルヒネ注（10mg/A/ml）4A（4ml）＋セレネース注（5mg/A/ml）1A（1ml）＋注射水（蒸留水）1ml　全量を6mlとして、0.25ml/時で持続皮下注射開始。

開始時1時間分フラッシュ。レスキューは1時間分フラッシュ可。間隔は15分空けて。レスキューが3回/24時間以上になれば、0.05ml毎増量可。Maxは0.4ml/時まで。

＊外出や外泊時にはPCAポンプタイプにするが、この場合には不応期を30分に設定する（安全のため）。
＊非常な苦痛が出現した際には、レスキューは2時間分可能。

ただし……、フェンタニル貼付薬製剤の半減期は17時間と長いため、変換直後から等価計算した量のオピオイドを投与すると、例えば高齢者の場合、呼吸抑制などが起こりやすくなります。それを回避するため、少量から慎重に増量します。

剥離してから徐々に低下していくフェンタニルの血中濃度と塩酸モルヒネの血中濃度が次第に増加していくことを勘案して、具体的には以下のようにします。

フェンタニルパッチ剥離直後では1/3の量になるようにし、6時間後に1/2の量に調節、12時間後に2/3から3/4の量に調節し、24時間後にフルドーズに持っていく。増量する時間や量は患者さんの状態に合わせて、適宜、調整しています。

今、ここまでできる苦痛緩和の方法

■ 注意するべきポイント

1. オーバードーズに注意：呼吸抑制（4回/分以下）瞳孔縮瞳（瞳孔径2mm以下）
2. レスキューはその時点での1時間分をフラッシュ
3. 疼痛や呼吸困難感などの苦痛がほぼ緩和されたならば、増量途中でもその時点でいったん増量は中止する。その量を新たなゴールにする。

症例 1

▶▶ **70歳男性　肺腺がん　胸膜播種**

201X年2月、S大学病院にて診断され、化学療法を受けましたが次第に効果がなくなり、がん性疼痛が増強したため、フェンタニルパッチ4mgが使用されました。次第に増量され6mg/日に達しましたが、それでも苦痛は緩和されず、これ以上のがん治療は無効とされました。

201X年10月、緩和ケア病棟へ紹介され入院されました。

これ以上フェンタニルパッチを使用しても、がん性疼痛と呼吸困難感の緩和は難しいと判断しました。さらに「胸が締めつけられるような嫌な感覚」や「ビリッとした、電気が走るような痛み」が次第に増してきていましたが、大学病院の医師にはそのことが伝わっていませんでした。

そこで、フェンタニルパッチから塩酸モルヒネ持続皮下注射（CSI）にスイッチしました。

フェンタニル貼付薬製剤6mgは、塩酸モルヒネ（内服）では、$6 \times 30 = 180$mg/日に相当します。

さらに、塩酸モルヒネ注射薬では、$180 \times 1/3 \sim 180 \times 1/2 = 60$mg/日～90mg/日に相当します。

変換係数を0.7と仮定すると、

$60 \times 0.7 \sim 90 \times 0.7 = 42$mg/日～63mg/日

フルドーズを仮に 50mg／日と仮定すると、

塩酸モルヒネ注（50mg／A／5ml）1A（5ml）＋セレネース注 1A（1ml） 全量を 6ml として、0.1ml／時で開始（20mg／日に相当）6 時間後に 0.15ml／時へ増量（30mg／日に相当）12 時間後に 0.2ml／時へ増量（40mg／日）24 時間後にフルドーズの 0.25ml／時へ増量しました。

同時に、神経障害性対策として、2％キシロカイン注 2A（10ml）を 0.4ml／時で CSI。

これで痛みはほぼ消失し、呼吸困難感も落ち着き、夜間安眠できるようになって笑顔が戻り、外出や外泊も可能となり、QOL は上がりました。

C］新たにオピオイドの持続皮下注射を開始する場合

ほとんどのケースではがん末期の状態であり、痛みもさることながら、次第に増悪する呼吸困難感や全身倦怠感が出現し、「身の置きどころの無い苦痛」がある場合に使用を開始しています。

塩酸モルヒネ持続皮下注射を少量から開始する場合が多いです。

■開始する量について

塩酸モルヒネで、4mg 〜 12mg／日と少量から開始

塩酸モルヒネ注（10mg／A／ml）1A（1ml）＋セレネース注（5mg／A／ml）1/2A（0.5ml）＋注射水 4.5ml

全量を 6ml として、

0.1ml／時⇒ 4mg／日　0.15ml／時⇒ 6mg／日　0.2ml／時⇒ 8mg／日

症例2

▶▶ **76 歳　男性**

前立腺がんにて 4 年間、化学療法やホルモン治療を継続していま

したが、次第に効果がなくなり、肺転移、多発骨転移も来し、S市民病院から当院へ転院されました。骨転移部への放射線照射も実施されましたが、がんは進行し、がん性悪液質の状態となりました。「痛い」との訴えが聞かれなかったため、薬は何も投与されていませんでした。

　全身の苦痛が強まり、緩和ケア病棟に転棟された時点で、少量の塩酸モルヒネ、セレネースのCSIを開始すると苦痛は癒え、ご本人は感謝され、ご家族も安堵されました。転棟4日目の朝、眠るように逝かれました。

2．せん妄対策としての皮下注射

■ハロペリドール（注）（セレネース注 等）

　持続皮下注射の注射液全量6mlの中に1/2A（2.5mg/0.5ml）混注することから開始し、症状にあわせて1A（5mg/ml）、2A（10mg/A/ml）と増量していく。

■ミダゾラム

　ミダゾラム注0.7mlないし1mlを単発で併用する。

　または、ミダゾラム注5A（10ml/5A）を0.4ml/時から1ml（〜1.2ml）/時で持続皮下注射する。

▶▶ **77歳　女性　腹膜がん　腹膜播種　腸閉塞（イレウス）**

　201X年8月頃から、上腹部痛と腹部膨満感が出現し、9月25日、NクリニックからK市立病院内科へ紹介され入院されました。

　腫瘍マーカーのCA125が高値だったため、当院婦人科へコンサルテーション（相談）され、当日の胸腹部造影CT等にて腹膜がんと診断されています。

化学療法が計画されましたが、症状が急速に進み、高齢でもあったため、患者・家族と話し合い、抗がん治療は見送られました。その時点で、ご家族には緩和ケア外来への受診が勧められています。
　11月1日、緩和ケア外来初診。衰弱がとても強く、「全身の苦痛」を訴えておられました。本人が緩和ケア病棟へ転棟し、「緩和ケアを受けること」を強く希望されたため、同日から院内緩和ケアチームが介入し、塩酸モルヒネCSIのレスキュー、キシロカイン注CSIが開始されました。
　11月3日、腸閉塞症状に対して、サンドスタチンCSIが開始。11月6日、緩和ケア病棟へ転棟し、アセリオ注点滴静注を開始。苦痛の残存に対して、塩酸モルヒネCSIを増量しました。
　これにより苦痛は十分に緩和され、ご家族や友人と良い時を過ごすことができ、11月12日、ご家族に看取られて、穏やかに逝かれました。

　この事例で、何が問題なのでしょうか？
　この方は最期のところで緩和ケアが導入され、結果的に苦痛は緩和されたのですが、緩和ケアチームが介入するまでは、がん末期の苦痛はおざなりにされていたのです。そのあたりのことを記録で見てみます。
　担当していた医師は、「痛みではないので、オピオイドは使えない……」と薬を開始することをためらっていました。最期の苦痛を緩和するためには、他のどのオピオイドよりも塩酸モルヒネが適しているという認識が見事に欠落していたのです。
　「痛み」に対してだけではなく、「苦痛」を予防し軽減することにより、患者のQOLを改善するアプローチが「緩和ケア」である、ということを再認識することが、すべての医師には求められています。以下に、11月1日のプログレスノート（経過記録）から若干

変更して掲載します。

腹膜がん、腹膜播種で、大量の腹水が貯留しており、そのための苦痛が大きい。ご本人は今日からの（痛み）治療を希望している。

①現在、苦痛緩和のためのオピオイドが何も開始されていない。内服は消化吸収能力が極端に低下しているため無理。最初から塩酸モルヒネ持続皮下注射で実施。

　塩酸モルヒネ注(10mg／A／ml)2A(2ml)＋セレネース注(5mg／A／ml)＋注射水（蒸留水）3.5ml　全量を6mlとして、0.05ml／時（4mg／日）から開始。

　苦痛が残存すれば、0.05ml／時→0.1ml／時（8mg／日）→0.15ml／時（12mg／日）・・と増量。

②腹膜がんの苦痛（腹膜への転移、腹部膨満の張り感）を緩和するために2％キシロカイン注点滴静注または持続皮下注射を使用。

　2％キシロカイン注（100mg／A／5ml）1A＋生食水50ml点滴静注（30分くらいで）1日2回から開始。

　もしくは、2％キシロカイン注（100mg／A／5ml）2A（10ml）0.4ml／時で持続皮下注射開始。

③嘔気、嘔吐、腹部膨満感が続けばサンドスタチン注持続皮下注射を開始。

　サンドスタチン注（100μg／A／ml）3A（3ml）＋生食水3ml全量を6mlとして、0.25ml／時で持続皮下注射。

以上を記載しその結果、担当医が早速使用したので、苦痛緩和がやっと始まったという経緯でした。

3．死前喘鳴に対する皮下注射

臨終間際で出現する死前喘鳴に対して、ハイスコ（1A1ml 中にスコポラミン臭化水素酸塩 0.5mg）を使用します。

咽頭のあたりでゴロゴロという喘鳴が聞こえることがありますが、これは死前喘鳴 (Death Rattle) といい、気道内分泌物が増えたり、唾液を飲み込めなくなったりして起こります。この時期には本人の意識は低下していて苦痛を感じていないことが大部分ですが、家族にとっては耐え難いことがあります。このようなときに有効です。

1 回 0.25ml を皮下注射するか、舌下投与してもよい。

または、塩酸モルヒネ等の持続皮下注射内に混注する。

塩酸モルヒネ注（50mg／A／5ml）1A（5ml）＋セレネース注 1A（1ml）＋ハイスコ注 1A（1ml）　全量を 7ml として、0.2ml/時で持続皮下注射。

＊呼吸困難感に対しても使用可。気道内分泌物が増加して呼吸困難感が惹起されている場合、分泌物抑制作用のあるハイスコを使用。
＊軽いセデーション作用を期待して使用。

鎮静作用があるため、がん末期などの終末期、全身的苦痛に対して使用することがあります。ただし、全身の衰弱が著しい人では、呼吸抑制、循環抑制があるため、慎重に使用してください。特に高齢者では注意が必要ですから、持続皮下注射で低容量で持続的に使用したほうが安全です。

4．セデーション（鎮静）としての皮下注射

がん等の末期で、モルヒネ等のオピオイドを十分な量使用して

も、「痛み」ではなくて、耐えがたい「苦痛」が残り、患者・家族が、最終的な苦痛の緩和を希望した場合に対応します。

使用する薬剤としては、ミダゾラムが一般的です。

ミダゾラム１Ａ（10mg／Ａ／2ml）

① 通常、夜間を中心に0.7ml程度を皮下注射する。数時間で覚醒することが多いので、希望があれば、再度使用。
② ミダゾラム5Ａ（10ml）を0.2ml／時（1mg／時）で開始し、適宜増減。

夜間は多め（0.5ml〜0.7ml／時）、昼間は少なめ（0.2〜0.4ml／時）での実施も可能。

オピオイドの持続皮下注射の実際

緩和ケア病棟で、がん性疼痛や呼吸困難感などの緩和のため、日常的に使用している持続皮下注射の方法について、例えば、次のように設定します。

塩酸モルヒネ注（10mg/A/ml）2A（2ml）＋セレネース注1/2A（0.5ml）＋注射水3.5ml

全量を6mlとして0.15ml／時で持続皮下注射を開始。開始時に1時間分をフラッシュ。

レスキューは1時間分フラッシュ。レスキューが24時間で3回になれば、0.05ml増量。Maxは、0.4ml／時まで。

私が使用している持続皮下注射の器材は、テルモの小型シリンジポンプです。10mlの注射器がセットでき、0.05mlという微量での注入が可能です。

0.25ml／時で24時間で6ml注入できます。

0.3ml/時では7.2ml/日になりますから、120％注入していることになり、0.35ml/時では8.4mlですから、140％になります。この時点で、通常は塩酸モルヒネの量を2Aから3Aに増やします。

緩和ケア病棟で使用している持続皮下注射オーダー表

苦痛緩和のエッセンシャルドラッグについて

　がんと闘っている患者さんのさまざまな苦痛を緩和するための基本的な薬剤（エッセンシャルドラッグ）について学び、明日からの臨床に活かしてください。
（なお、薬剤名についての掲載は、販売名・欧文商標名・製剤名〈製造会社〉の順で紹介します）

今、ここまでできる苦痛緩和の方法

> **A** ハイスコ皮下注 0.5mg　HYSCO Subcutaneous injection 0.5mg
> スコポラミン臭化水素酸塩水和物〈杏林製薬株式会社〉

■吐き気が強いとき

　腸閉塞のときなどの疝痛に対して使用します。抗コリン作用があるため、吐き気に有効。1/2A（0.25mg）を皮下注射します。鎮静作用も強いため、高齢者では少量から使用し、せん妄や混乱に注意。

■死前喘鳴

　死が近づいたときに、衰弱のために痰を喀出できず、咽頭付近でゴロゴロいうことがあります。本人はこの時期では意識があまりないことがあり、苦痛はあまり感じていないようですが、周りの家族が心配します。このときに、ハイスコ注を少量皮下注射するか持続皮下注射の中に混注します。

　1回 0.15mg〜0.25mg、皮下注射または舌下で投与。
　または、持続皮下注射内に 1/2A〜1A 混注。

■呼吸困難時

　気道内分泌物が増加しているために呼吸困難をきたしている場合、分泌物を抑制する目的で使用。鎮静作用があるため、ちょうどいい具合にセデーション気味になることもあります。ただし、全身状態が低下している患者では、呼吸抑制、循環抑制があるため慎重な使用が必要です。

> **B** セレネース（ハロペリドール 1A1ml 中 2mg）　Serenace
> ハロペリドール〈大日本住友製薬〉

　難治性吐き気や幻覚、不穏、混乱、せん妄状態に対して使用します。

セレネース注 1A（1ml）＋生食水 20ml　静注

塩酸モルヒネ注 2A（2ml）＋セレネース注 1/2A（0.5ml）＋注射水 3.5ml　全量を 6ml とし持続皮下注射、のように用いる。

Ⓒ サンドスタチン（1A1ml 中オクトレオチド酢酸塩 100μg）
Sandostatin for s.c.injection
オクトレオチド酢酸塩注射液〈ノバルティスファーマ〉

　冷所保存の薬ですが、そのまま使用すると痛みが出るため、必ず 30 分くらい室温に戻してから使用します。注射部位は揉まずに、毎回場所を変えて施行すること。

■進行したがん患者の腸閉塞症状の緩和
　消化管における電解質や水分の分泌を抑制し吸収を促進するので、消化管閉塞に伴う腸液の貯留を抑えます。腸管の神経細胞に働いて、腸管運動を抑制するので、蠕動過多による腹痛を和らげます。
　持続皮下注射に混注するか、単独で皮下注射する。1 日量は 200μg〜300μg。

■難治性の下痢
難治性の分泌性下痢に対して使用。1 回 100μg。

Ⓓ ミダゾラム（1A2ml 中ミダゾラム 10mg）
Midazolam Injection 10mg[SANDOZ]
ミダゾラム注射液〈サンド薬品〉

　がん末期等の患者さんの身の置きどころのない全人的な苦痛に対して、セデーションとして使用できるほか、さまざまなケースで用います。

今、ここまでできる苦痛緩和の方法

■ セデーションとして

　がん等の終末期に「痛み」ではなく、「耐えがたい倦怠感」が襲ってくることが多くあります。自然な傾眠傾向によって、苦痛が自ずから緩和されている間はいいのですが、「疲れすぎて眠れない」とき、「身の置きどころのない苦痛」に絶えずさいなまれるときに、本人や家族から「もう楽にしてほしい」「眠らせてほしい」という切実な願いが出ることがあります。その場合にチームとしてどのように対処できるのか、またご本人やご家族の意思の確認作業を行うことが重要になります。

　安らかに逝けるか否かの分かれ目になるため、この問題は重要です。

　通常の睡眠薬や精神安定剤では苦痛が緩和できない場合に、使用を考慮します。また、身体的苦痛だけではなく、精神的苦痛やスピリチュアルペインが強い場合にも、一定の期間を区切っての使用を検討することもあります。

　ミダゾラム注5A（10ml）を0.4ml/時（2mg/時）〜1.0ml/時（5mg/時）で使用。

■ **不穏状態が持続したり、混乱やせん妄が強い場合に**

　肝性脳症や他の代謝異常などにより、高次脳機能が低下して不穏状態になることがありますが、本人のそれまでの性格・人格が変容してしまい、本人だけでなく家族も耐え難い苦痛を感じます。そのような場合に使用します。

■ **突発する耐え難い苦痛に対して**

　臨終間近に出現してしまうことがある耐え難い苦痛（例えば、胃破裂、消化管穿孔、腸閉塞、肺出血、がんの捻転など）に対して使

用します。この場合は、意識を低下させて苦痛から速やかに逃れさせるために使用するので、末梢静脈路が確保できれば点滴で使用します。

　ミダゾラム注1A（10mg/A/2ml）1A＋生食水100mlを眠るまで急速に点滴静注し、意識が消失した後は10ml〜20ml/時で維持。その後は通常のミダゾラムCSIに移行も可能。

■夜間の不眠やせん妄に対して
　がん性悪液質が進行し、全身倦怠感が強くなると、夜間の睡眠が浅くなったり、せん妄が出現したりします。そのような場合、体格や年齢、性別を考慮して、0.5ml〜1.0ml程度を皮下注射します。覚醒して再び苦痛が出現すれば同量を繰り返します。
＊ミダゾラムは長期間使用していると、次第に耐性が生じます。その場合には10%フェノバール注に変更する必要が出ることもあります。また、長年にわたり多量に飲酒してきた人は効果が現れにくい印象があります。

> E 10%フェノバール注（1ml注フェノバルビタール100mg）
>   PHENOBAL INJECTION
>   フェノバルビタール注射液〈藤本製薬（第一三共）〉

　一般的には抗けいれん薬ですが、緩和ケアではセデーションを実施する際に用います。
　ミダゾラムを用いた鎮静時に、次第に耐性が生じて、効果が減弱した場合に本薬に切り替えることがありますが、それ以外の目的での使用もあります。

今、ここまでできる苦痛緩和の方法

■浅い鎮静 (light sedation) を行う場合

1回ごとに、1cc（100mg）を皮下注で使用するか、持続皮下注で300~400mg／日使用します。意識は薄れますが、呼名により開眼するレベル (conscious sedation) を保てることがあります。

＊この状態が快適だと感じる人もいますが、逆に「眠らされている」として嫌う人もいますので、注意を要します。

■深い鎮静を行う場合

500~600mg／日くらいから開始して、効果をみながら増減する方法。900mg／日を超えると、大部分のケースで深い鎮静状態になります。脳転移などで、けいれんを伴う場合などにも本来の目的での使用ができます。

> F　ボルタレン（錠剤　カプセル　坐剤）　Voltaren
> ジクロフェナクナトリウム〈ノバルティスファーマ〉

骨転移による痛みなどに有効です。非ステロイド性消炎鎮痛薬 (Non-Steroidal Anti-Inflammatory Drugs:NSAIDs) であり、骨転移巣やその周りに集積するプロスタグランジンの産生を抑えます。

軟部組織や筋肉への転移による痛みにも有効。

WHOがん性疼痛治療ラダーの第1段階から使用していきますが、第2段階以降でも併用することが重要です。第2段階、第3段階になるときに、それまで処方されていたNSAIDsを中止して、代わりにオピオイドだけが処方されて、それだけを増量していっても痛みが緩和されないことが散見されます。NSAIDsを中止しないことがポイントです。

▶▶処方例〉ボルタレンSRカプセル2Cap、2×朝夕

ボルタレン坐剤（25mg／個）頓用や眠前に。⇒内服よりも効果が

強く長く続くため、夜間の安眠確保目的での使用も勧められます。

発熱時にも使用しますが、とても衰弱している場合は少量でも、血圧低下、意識低下をきたすことがありますので注意を要します。がん末期の腫瘍熱に使用しても効果は一時的なので、リスクを考慮して慎重に使用すること。

Ⓖ スインプロイク錠 0.2mg　Symproic
ナルデメジントシル塩酸塩　〈シオノギ製薬〉

作用機序　経口末梢性μオピオイド受容体拮抗薬

①1日1回の服用でオピオイド誘発性便秘症 (opioid-induced constipation:OIC) を治療する。

②いきみや残便感を伴わない、自発排便を促す。

③オピオイド鎮痛薬の鎮痛作用に影響することは少ない。

＊これまで OIC の治療に用いられてきた薬剤としては、浸透圧下剤（腸管内腔の浸透圧を高めることで便を軟らかくする：酸化マグネシウム、ラクツロースなど）、大腸刺激性下剤（大腸の蠕動運動を促進する：センナ、センノシド、ピコスルファートナトリウム、ビサコジルなど）、クロライドチャネルアクチベーター（腸管内への水分分泌を促進して便を軟らかくする：ルビプロストン）がある。

＊この薬が出るまでは、オピオイドが誘発する便秘に対しては、酸化マグネシウムとセンナの組み合わせが一般的でした。錠数も多くなり、患者さんへの負担を心苦しく思っていましたが、この薬のおかげで、一気に負担は解消されました。

H アミティーザカプセル（12μg、24μg） Amitiza
ルビプロストン〈マイラン EPD 合同会社〉

①慢性便秘症の治療薬。
②クロライドチャネルアクチベーターであり、小腸からの水分分泌を促進する。
③自発的な排便を促す作用がある。

投与方法は、1回 12μg または 24μg を 1 日 2 回、朝夕で内服。

これまで、オピオイドによる下剤としては酸化マグネシウムとセンナ製剤を組み合わせて処方することが多かったのですが、現在では、スインプロイク錠 0.2mg を 1 錠と本剤 2 錠分で組み合わせて処方することが多くなりました。患者さんにもおおむね好評です。

I セニラン坐剤（3mg） Seniran Suppositories
ブロマゼパム坐剤〈サンド株式会社〉

①マイナートランキライザー坐剤である。
② 1/2 個から 1 個を挿肛する。
③効果はやや不確実だが、注射製剤を投与する末梢輸液ルートなどが使用できない場合でも簡便に使用できる。
④在宅緩和ケアで、使いやすい薬。

第3章

緩和ケア病棟への入院
国保旭中央病院緩和ケアセンターの場合

　多くの患者さんやご家族にとって、緩和ケア外来や緩和ケア病棟に足を踏み入れるのは初めての経験ではないでしょうか。そうした皆さんに、入院するために何が必要なのか、国保旭中央病院を例にあげて案内したいと思います。

　おっかないところと思って緩和ケア外来に来て、面談の順番を待っていると、向こうのラウンジでは入院患者さんやご家族、友人たちがボランティアさんが煎れてくれたコーヒーを片手に談笑している。「あれ、ここは一般の病棟と違ってずいぶん穏やかな雰囲気だな」と思われたなら、もう緩和ケア病棟への印象がいいものに変わりつつあります。

　そうして緩和ケア病棟長（旭中央病院では私）との面談になります。当院の一般病棟や他院の担当医師からの「緩和ケア病棟入棟申込書」、「ご本人、ご家族からの緩和ケア病棟入棟申込書」に加えて、私が「6箇条の誓文書」と呼んでいる次ページの文書（サインがご家族によってなされているはず……）、これら3つの文書が確認されて、はじめて緩和ケア外来が始まります。

　担当医師からの診療情報提供書には、患者さんの氏名、住所、病名、転移している部位、これまでの病歴、特記事項に加えて、病名や病状を患者さん本人とご家族にいつどのように説明したのか、その内容が詳述されています。そしてそれをどのように理解したのか、チェック項目にチェックを入れていきます。

緩和ケア病棟への入院

国保旭中央病院緩和ケアセンターから患者さん・ご家族に向けた緩和ケア病棟についての説明と同意

ご家族へ提示した6項目について、以下に掲載します。

この資料は、当院緩和ケア病棟に入院を申し込まれるご家族との面談の際にお渡しして、緩和ケア病棟での医療内容についての概要を説明するためのものです。

そして、患者さんとご家族とがともに病棟での緩和医療を受けることに納得され、同じ方向を向いているのかの確認の作業を行うことになります。

ご家族の皆様へ

私たち緩和ケア病棟スタッフは、余命がおよそ月単位未満とられた患者さんの痛みなどの苦痛が緩和され、患者さんが望む外泊や外出、病棟の催事への参加など、患者さん・ご家族にとって意義ある日々を送ることができますように、お手伝いさせていただきます。

ただ、緩和ケア病棟での医療内容は、一般の病棟と異なることから、以下の項目について、お考えを確認させていただきます。

1．がん末期で余命が月単位未満となられ、終末期と呼ばれる時期には、高カロリー輸液や通常の維持輸液はできるだけ避けて、水分を絞った方が楽になります。他にも、終末期のお体（がん性悪液質）の状態に合わせた無理のない治療が必要になります。

　　　同意します　　　　　　　はい☐　　　いいえ☐

2．がん末期で余命が月単位未満となられ、終末期と呼ばれる時期には、それまでは有効だった胸腔穿刺や腹腔穿刺による胸水、腹水の排液が、かえって衰弱を引き起こし、死を早めてしまうこともあるので、行いません。

　　同意します　　　　　　　　はい☐　　いいえ☐

3．がん末期の症状を緩和する薬剤、例えばモルヒネなどを使うことを考慮します。モルヒネなどの医療用麻薬は、適切に使用すれば、死期を早めたり頭をおかしくしたりすることはありません。

　　同意します　　　　　　　　はい☐　　いいえ☐

4．緩和ケア病棟では無理な延命治療は行いません。心マッサージや人工呼吸器につなぐこともしません。また輸血も、がん末期では効果がなく、かえって副作用が出やすいため行いません。

　　同意します　　　　　　　　はい☐　　いいえ☐

5．緩和ケア病棟には心電図モニターはありません。また定期的に血圧を測ることもいたしません。ご家族に静かに見守っていただける環境を提供します。

　　同意します　　　　　　　　はい☐　　いいえ☐

6．CTやMRIなどの新たな画像検査も、症状緩和に寄与することがあまりなく、移動・検査の姿勢が負担になりますので、通常は行いません。

　　同意します　　　　　　　　はい☐　　いいえ☐

緩和ケア病棟への入院

> 家族氏名　　　　　　　　　　（続柄　　　　）
> 平成　　　年　　　月　　　日
> 　　上記に記載していただいた内容を、「緩和ケア病棟入棟審査会」にて、担当科の主治医も加わり協議いたします。
>
> 　　　　　　　　　　緩和ケアセンター長　小早川　晶

＊実際には、これ以外にもチェックしている項目があります（長期入院となり安定している際には、他院や老健施設などへ移っていただく場合もあることなど）。

＊医師からの申し込み書に記載されている事柄でも、ご本人やご家族によくお話をうかがうと、必ずしもその通りではないことがあります。特に、「……以上の通り抗がん治療は効果がなくなり、PD（Progressive Disease：進行がん）となったため、以後はBSC（Best Supportive Care：症状緩和の治療）の方針となった。今回患者、家族が緩和ケア病棟を希望したため……」とあっても、実際には、患者・家族は希望しておらず、「先生、国立がんセンター○△病院では治療はできないのでしょうか？」、「まだ免疫療法が残っていると思うので、どこか探してみます。今日は、いま診てもらっている先生が行けというから来ました。」などとおっしゃる患者・家族がいかに多いことか。

このようなこともありますが、緩和ケア病棟があって本当によかったケースもあります。少し長くなりますが、細かなニュアンスをわかっていただくため、コラムとして掲載します。

column　緩和ケアの伝道師

　今日も当院の一般床は満床が続いています。昨年の12月28日から緩和ケアチーム外来で診療していた乳がん術後再発末期の患者さんが、いよいよ終末期になりました。入院してもらおうとしましたが、どこにも空いているベッドが無かったため、緩和ケア病棟の特別室に緊急入院してもらいました。

　私は初めてお目にかかりましたが、ものすごく苦しんでおられ、喘ぎ、空を掻きむしっていました。

　私はすぐに塩酸モルヒネ、セレネースの持続皮下注射を開始しました。モルヒネ量は6mg／日の少量から開始し、苦痛に合わせて増量していきました。

　12mg／日に達したところで、「だいぶいいです。ありがとうございます」と言われ、夫もほっとした様子です。

　緩和治療と並行して、ご家族との面談を急遽セッティングし、緩和ケア病棟の意義、苦痛緩和のためにモルヒネなどの医療用麻薬を注射で使用し始めること、心電図モニターなどがない病棟であること、心臓マッサージはしないし、人工呼吸器にも繋がないこと、無理で不要な輸液なども原則実施しないことなどの確認書に目を通してもらい、サインしてもらいました。

　救急外来で撮影された胸部X線写真で、左右の肺転移がとても大きくなり、呼吸できる肺のスペースがほとんどないことを確認し、ご家族に説明すると、夫は、「そうでしたか。それであんなに苦しくなってしまったのですね」と頷いておられました。

　私が、残された命はとても短いこと、おそらくは今晩か明日の朝までの余命ではないかとも推測される、極めて重篤な状態であることを話すと、ご家族は皆さん驚き戸惑っていました。

　特に、遠くにいて、ふだんは会っていなかった子どもたち3人は、涙を浮かべて、なかなか事態が飲み込めない様子でしたが、しまいに

は少しずつ受け入れようとするようでした。

　患者さんは入院後3時間で、傾眠となり、下顎呼吸が始まりました。睫毛反射も無くなり、死が近いことをうかがわせました。

　ご家族には、「苦痛はモルヒネなどの注射を持続的に使っていますので、緩和されているようです。病気のためにだいぶ意識が低下してきていますが、まだ聴覚は残っているかもしれませんから、耳元で話しかけてあげてください。ご家族が傍にいるとわかると、安心なさると思いますよ」と話しました。

　仙台や町田や横浜から駆けつけてきた子どもたちも、涙を流しながらベッドサイドに付き添っています。

　緩和ケアチームの緩和ケア認定看護師からは、「原則を曲げて、すぐに緩和ケア病棟に入院させていただいたので、患者さんの苦痛が取れて、とても穏やかな表情です。私はあのまま外来で、苦しさの中で死んでしまうのではないかとすごく心配だったんです」と。

　緩和ケアの日常臨床では、時々今日のような「緩和ケア緊急事態」とでも呼べるような事態が起こります。それを認識できないで、のほほんとした対応しかできなければ苦痛は緩和されず、苦しみの中で患者さんは息絶えます。

　「すぐに対処する」精神は大切だと思います。

　緩和ケアは決して、温かいだけの医療ではありません。時には、「緩和ケア緊急事態」に毅然として対処し、短時間のうちに解決できなければ、患者さんをいたずらに苦しめてしまうことになります。

　私は「苦痛を緩和するための真の緩和ケア」の実際を伝えたいと願っています。

　私は「緩和ケア伝道師」になりたい。少なくとも、そういう存在になるように目指しています……。

> ### column　モルヒネ？
>
> 　今朝方、一人の男性が旅立たれました。私の予後予測を2週間くらい超えて、頑張っておられた方です。娘さん、息子さん、弟さんたち、ご家族の皆さんがとても穏やかに見守りつつ、この数週間付き添っておられました。娘さんは、「ここに入れていただいて、本当によかったです。父はだいぶ痩せましたが、最期まで穏やかに、苦痛なく過ごさせていただきました。ありがとうございました」と。
>
> 　息子さんは、「いやー、親爺、よく頑張ったなと思います。まわりから、モルヒネを使うと、もうあっという間に亡くなるよと言われていたのですが、そんなことはありませんでした。本当に穏やかで、家族もゆっくりと付き添うことができました」と。私は、「昔と違って、モルヒネなどの薬も上手に使える時代がきましたからねぇ。それと、持続皮下注射でゆっくりと使えるので、血圧低下や呼吸抑制などの急激な作用もなく、安全に使えるようになったことがあります。今後、誰かに訊かれたときには、『モルヒネは使ったけれども、とても安全だったし、数週間保ったよ』と是非教えてあげてください」と、そう頼みました。
>
> 　でも、何にせよ、頑張っておられたのは他ならぬ患者さん本人です。私たちは、「最期までよく生きること」をサポートさせてもらっているだけですから。
>
> 　ご本人のご冥福をお祈りします。併せて、大切な方をなくされたご家族の上に平安と大きな慰めがあたえられますようにと祈ります。

　緩和ケア病棟へ入院することを忌み嫌う人々が一定の割合でいることを承知しています。「緩和ケア病棟に入ったらおしまいだから」、「なんとなく暗いイメージがある」といった誤解があるのも事実です。

　しかし、嫌々入院したあとに、「ここは寛げる」、「天国みたいだ。もっと早く来れば良かった」、「先生も看護師さんも薬剤師さんもみんな私の話をよく聞いてくれる。安心する」、「ボランティアさんが

用意してくださる毎日のお茶会が楽しみです」、「ここに来て人間らしく接してくださいました。ホッとします」などと、おおむね肯定的な反応に変わることが多いようです。まだまだ一般には「緩和ケア」に対する誤解、誤謬があるのだと思います。

緩和ケア病棟に入院する目的

　入院を望まれる患者さんやご家族の目的はさまざまです。それぞれの事情に応じて、入院するかどうかを検討してください。
1．がん末期の状態であり、看取り、看取られるための入院。
2．まだ、がん末期の状態ではないが、がん性疼痛などの症状緩和の目的での入院。
3．介護者の疲れを癒やす目的でのレスパイト入院。
4．在宅医療、在宅看護、在宅介護の導入に向けて、トータルペインと言われる身体的苦痛、心理・精神的苦痛、社会・経済的苦痛、スピリチュアルペインを評価し、対処し、準備するための入院。

□ただし、がん治療にまだこだわり、例えば「銀座の○△クリニックの免疫療法に緩和ケア病棟から通うつもりだ」などの望みがある方は入院できません。
□モルヒネなどのオピオイドの使用、並びに増量を妨げる言動がある家族がいるような場合にも入院はできません。スタッフが困ります。
□本人が希望してミダゾラム注などを使った結果、「薬で眠らされている。けしからん」など適切な薬剤の使用を妨げる家族がいる場合も入院はできません。これもスタッフが疲弊してしまいます。

第4章

ホスピス・緩和ケア病棟からの退院
在宅緩和ケアへの移行

塩酸モルヒネなどオピオイド持続皮下注射の実施

　誰でも、ホスピス・緩和ケア病棟から退院できます。ただし、退院したあとに痛みや呼吸困難感、不眠、不安感、寂しさなどの苦痛が十分に緩和されなければ、結局、また緩和ケア病棟に戻ることになってしまうでしょう。

　在宅緩和ケアを実行するために必要な最低限のこと、それは、がん末期の症状マネジメントに不可欠な「塩酸モルヒネなど、オピオイドの持続皮下注射」をちゃんと実施できること。これに尽きます。

　これがちゃんと実施できなければ、疼痛や全身倦怠感、呼吸困難感、終末期のせん妄などがほとんど緩和できないままに終わってしまいます。

　1998年11月、今から20年ほど前になりますが、私はオーストラリアのメルボルンでの緩和ケアを視察しました。公立病院の緩和ケア病棟から退院した患者さんが、地域の訪問看護師、訪問薬剤師によって、自宅で「塩酸モルヒネ持続皮下注射」を受けていました。日本の重たい持続皮下注射器ではなくて、シャツの胸ポケットにも入ってしまうくらい小さくて軽いものが使用されていました。

　その後、月日は流れ、緩和ケアの知識、技術は大きく進歩してき

ましたが、まだ日本の緩和ケア病棟で使用されている持続皮下注射器は重くて大きいままです。このことが、どれだけ患者のQOLの改善の妨げになっていることか……。何もオーストラリアと同じものにする必要はないのですが、技術立国日本であるだけに尚更もどかしい。現状に満足してしまっていては進歩はありません。

在宅医療にしても病院での医療にしても、緩和ケアで一番大事なこと、それは「塩酸モルヒネなど、オピオイドの持続皮下注射」がちゃんと実施できているかどうかなのです。

生活していくためのサポートシステム

もう一つ大事なことは、患者が生活をしていくためのサポートが十分であることです。

患者さんは独りでは生活が成り立ちません。家族や公的なサポートが必ず必要になります。その上で欠かせないのが、24時間訪問する「在宅訪問看護ステーション」であり、24時間利用できる「居宅サービス」です。また、亡くなった当日か翌朝に死亡診断書を記載できる医師を確保しておくことも重要になります。

老年期になると、たとえ子どもがいたにしても、仕事が忙しい、遠方に住んでいるなどの理由で、なかなか実際の援助が得られないケースが多くなります。

とくに男性は女性に比べて、仕事を退職したあとの友人や仲間が乏しい傾向があります。独身や離婚していたり、妻に先立たれていたりすると頼りになる人がいません。食事を自分でつくることもままならず、社会的に孤立しやすいようです。比べて、女性は日ごろから地域とうまく摺り合わせ、上手に生きている人が多いようです。

ただ、これも人と人との関係が近い地方では当てはまるでしょうが、大都市圏では当てはまらないかもしれません。

この現状を変えるようにしなければなりませんが、現実には手をこまねいているのが現状のようです。

医療用麻薬の在宅へのデリバリーシステムの構築

オーストラリアで出会った男性患者は、自宅で塩酸モルヒネの持続皮下注射器を胸のポケットに入れて、「これからジョギングするけど、もうすぐモルヒネが切れます。今から地域の薬剤師が、モルヒネが入っている新しい注射器を用意してくれます」と言って待っていました。ほどなくして、スクーターに乗った薬剤師がやって来て、自宅で管理している頑丈な「麻薬金庫」を開けて、中からモルヒネが充填された新しい注射器をカセットに装着。あっという間に終わり、男性は笑顔でジョギングに出かけました。

患者の自宅に麻薬金庫があり、安全な昼間に運び、夜間でもすぐに交換できるようにしているのに驚いたものです。あれから20年が経過しましたが、日本では未だにこういった公的なサービスは始まっていません。

慢性疾患やがんなどの不治の病を抱える人々に優しい医療を

日本では全てが急性期病院を中心に動いており、そうせざるを得ないのが現状ですが、これから少子高齢化が進み、ますます高齢者が増えていく。今までの「何が何でも治療し、治癒を目指すために

急性期病院に頼る医療」から、そろそろ「治療しても治癒はできないが、それでも患者や家族が望むところで、安心して生活できるようにしていく」べきではないでしょうか。

> ### column　がん末期の在宅緩和ケアがうまくいくには
>
> 　最近、がん末期の在宅緩和ケアについて考えさせられることが多々あります。そこで、在宅緩和ケアがうまくいくための条件について、私見を述べておきます。
>
> ①患者さんご本人が、病状をよく理解し、認識していること。
> 　病名だけではなく、これからどうなるのか、時の経過によって、身体が変化していくことを判っていること。そのためには、少なくとも病院からの退院前に、担当医からの十分な病状説明と、これからの変化について話して合っておくことが必要です。いわゆるインフォームド・シェアです。その方にまつわる情報を、医療者と本人、家族が共有し、同じ認識でいることがとても大切です。
> ②病状が多少変化しても、やみくもにおろおろしないこと。
> 　「仕方がないね〜。なるようにしかならないからね」と判っていること。
> 　判っていないと、救急車を呼んでしまい、病院に戻ることになってしまいます。そして数日で亡くなってしまうことが多いのです。せっかく在宅医療を進めてきた医師や看護師はがっかりし、バーンアウトに繋がります。
> ③家族がいい人たちであること。
> 　これには、一般的な常識のある人たちであることという意味合いが含まれます。あまりにも常識外れな人たちだと、周りが協力してくれませんから、在宅緩和ケアは必ず破綻してしまいます。往診や訪問看護をする医師や看護師に、非常識な要求をしないことが求められます。

④人の寿命についての考えがしっかりしていること。
　人間、ズーっとは生きられないことを、人から言われなくても理解していること。
⑤家族の中に、身近に居て介護することができる、あるいはそれを手伝うことができる人がいること。できれば2、3人以上が望ましい。排泄、身体の清拭など、実際に患者さんの身体に触れる仕事を厭わない方に是非いてほしいです。
⑥ある程度の経済的な余裕があることが望ましい。
　病院でのお仕着せの医療を在宅でも同じように受けようとすれば、高額医療になりがちです。しかし、がん末期の在宅医療を、苦痛を緩和するためにモルヒネなどの医療用麻薬（オピオイド）を持続皮下注射器で投与されること以外、高カロリー輸液や輸血を受けずに過ごすことにすれば、案外費用はかかりません。割り切ってしまえばいいことです。
⑦病状の変化などで、在宅での介護、医療、看護が難しくなれば、元の病院やホスピス、緩和ケア病棟へ移ることも考えておくこと。
　入院先をあらかじめ確保しておくことは、安心感に繋がります。あまり在宅にこだわりすぎても、いい結果とはならないでしょう。がん性疼痛が強すぎて、自宅で使用できる鎮痛剤では処置できないこともありますから。
⑧看取りの際に、セデーション（鎮静）が必要な状況が発生した場合、医療者から本人や家族に時宜にかなった思いやりのある説明が必要。
　ホスピスや緩和ケア病棟では、セデーションが必要な病状のがん末期の方が一定の割合でいます。ご家族の気持ちに寄り添いながらも、どこかでセデーションに踏み切らざるを得ないことがあります。この場合もインフォームド・シェアが重要です。
⑨訪問看護ステーションの看護師の力量によるところが大きいです。
　本人と家族は不安でいっぱいです。24時間いつでも相談でき、

すぐに来てくれ、適切な処置をし、アドバイスをしてくれる看護師さんがいるとうまくいきます。

夜10時から翌朝の6時くらいまで付き添って看護してくれるイギリスのマクミランナースのような制度を日本でも作りましょうよ！

⑩早めの〇△。

コマーシャルの文言ではありませんが、早め早めに手を打っておくことが大切です。

介護保険の申請も早めにどうぞ。居宅サービスについて、日頃から情報を集めておきましょう。居住している地域の往診してくれる開業クリニック、訪問看護ステーション、居宅サービスセンターなどの情報を集めておきましょう。

以上10項目ですが、なに、在宅に移るのはそんなに難しいことではありません。

ただ、在宅を続けることは、やはりエネルギーが要ります。でも、慌てず、騒がず、淡々とした気持ちでいると、不思議と乗り越えられるものだと思います。

そして、在宅を志す仲間を作ることです。皆で知恵を持ち寄りましょう。

老年期の緩和ケア

　来たる人生100年時代にうまく対応していくために、老年期にこそ、「緩和ケアの知識、技術、態度」はとても役立つことを強調したいと思います。

　End-of-life care について、すべての日本国民が知ることは、社会福祉の充実の観点からも望ましいことであり、皆さんが自らの来たるべき老後についての備えの一助ともなると考えます。

高齢者を取り巻く日本の現状

何歳から「高齢者」？

　現在、日本での高齢者の定義は65歳以上ということになっており、65歳の誕生日がくると「介護保険証」が送られてきます。

　しかし、今の65歳は案外元気です。昭和20（1945）年代以前と比べると、まず食事が豊かになったこと。牛乳や肉類なども豊富にあり、タンパク質の摂取が容易にできるようになったこと。お陰で寿命が延び、元気なお年寄りが増えました。実際、65歳の方を「お年寄り」と呼ぶのにはいささか抵抗があります。では、高齢者と定義するのはいくつからが適切なのでしょうか？

　現在、前期高齢者は65歳から74歳までを指します。後期高齢

者は75歳からというのが一般的です。やはり年齢が高くなるほど有病率は増します。

私論ですが、70歳を境にして、単に病気のあるなしだけではなく、体の骨格、筋力なども違ってくるように思います。歩行、運動などに目に見えて違いが現れ、新しいことに対する取り組みの意欲が落ちてきたなと感じ、周囲の人も「やはり歳をとられたな」と気づくようです。ですから、現代では70歳以上を高齢者と考えていいように思いますが、「高齢者」と呼ばれる人たちは個体差が大きいので、一概には決められないと考えます。

なかなか死ねない高齢者・・高齢者を取り巻く医療環境

さて、お元気な高齢者が増えてきたことそれ自体は大変喜ばしいことですが、昭和20年代までのような家族形態、いわゆる大家族制が崩壊し、とくに都会では比較的若いお父さん、お母さん、子どもたちといった核家族ばかりが増えました。町にも家庭にも高齢者の居場所がなくなってきているように感じます。

現状は、高齢者の体力が落ち、移動の自由がなくなり、自分の世界が狭まり、病気になると病院に入院を勧められ、しかしそこも入院日数の縛りがあるので早々に退院を促され、次に向かうのは自宅ではなく、病院とは名ばかりの療養型病院や高齢者専用の老健施設だったり認知症の施設だったりする―。

それぞれに新しい環境であるため、慣れず、せん妄状態にもなりやすく、認知症状も出やすくなります。

もともと高齢者は転倒しやすく骨折の危険が常にあります。もし、転倒して骨折してしまったら、病院のベッドで一定の期間安静にしているうちにいよいよ認知症が進みます。

嚥下能力が落ちて食事が入らなくなると、慌てた家族は医療者に勧められるままに、胃に穴を開けて胃ろう造設することを選択しがちです。そうして意識が半ばない高齢者にひたすら高カロリー栄養が投与され、何カ月も何年もそういう状況が変わらず繰り返されてしまいます。

　そうなると、家族は、なかなか死ねない現実に愕然としますが、いったん胃ろうからの高カロリー栄養が開始されれば時すでに遅し。いたずらに延命治療、延命処置が続けられてしまうのです。尊厳を保って死ぬことがなかなかできなくなってしまうのです。

「老衰」・・穏やかに生き抜く

　人は老年期を迎えると、老化が起こり、やがて老衰していきます。これは病気とは異なり、医療で治すことはできません。あとは、できるだけ穏やかに生き抜くだけなのです。

　人生の締めくくりは心安らかに迎えたいと誰しも思います。しかし現状では、高齢者が安らかな死を迎えることがなかなか難しくなってきています。

　医療がいくら進んでも、人が死ぬことを止めることは誰にもできません。私には、現代人が自分の死に背を向け、死ぬことの問題を受け止めていないから技術的な延命ばかりを追い求め、やがて訪れる死に際して惑い、うろたえてしまうように思えてならないのです。

　現代の医師の多くは、そうした老年期の、老衰が加わった高齢者への過重な医療をせず、高齢者の自立を支える方向で彼らの意思を尊重することに慣れていません。最近では社会のほうが、無駄な検査や無益な延命治療に疑問を呈し、過剰な医療に対して「ちょっと待って」と言えるようになりつつあります。

老年期の緩和ケア

「それは歳のせいですから」と言える環境が醸成されつつあります。「老衰」という状態があり、それは本来治療すべきものではなく、自然の理であることを理解しなければなりません。

若いときに「老年学」を学ぶことは、自分自身がやがて辿る道を知ることになります。真の意味で、自分自身の人生を考える機会になると思います。

高齢者に起こる病気について

高齢者の病気の特徴

年齢を重ねると、身体の臓器の機能が次第に衰えていきます。一つの臓器の異常が他の臓器の異常を引き起こしたりするので、一人で複数の病気に罹患していることが多くなります。

一人の高齢者が循環器、呼吸器、消化器などの病気のため、1日で複数の医療機関を受診していることが希ではなく、医療機関からの処方が重なってしまうこともあり、注意を要します。

若いときとは異なり病気が治癒しにくく、しかも遷延化、慢性化しやすい。高血圧、糖尿病などのいわゆる生活習慣病といわれる疾患を抱えた高齢者が多く、完全に治ってしまうことがあまりありません。そのため、医療機関だけの対応ではなく、社会福祉の観点から、息の長い長期的な支援が必要になります。

また高齢者の場合は、病気の特徴的な症状が出にくいことも多いと言えます。高齢者に多くみられる肺炎や気管支炎などの呼吸器疾患も、気管支の反射が弱くなっているため、特徴的な咳や喀痰などの症状が出にくく、そのため37度台前半の体温上昇と何となく元気がないなどの軽微な症状で、念のためにと撮影した胸部X線写

真で、驚くほどの肺炎が見つかることがあります。

　心筋梗塞でも、いわゆる無症候性心筋梗塞が多く、若年者に認められる締め付けられるような前胸部の痛みなど何もなく、たまたま心電図を検査してみてやっと診断されることもあります。

　脳梗塞や認知症など中枢神経系の異常があるとさらに病状を訴えることが少なくなり、病気の初期での診断が困難になります。

高齢者の異常を早期に発見するポイント

　高齢者の病気を見つける際に鍵になるのは、ふだんと少し違うということをいかに早く見つけるかで、その後の治療の成否はそれにかかっていると言えます。
1．夜間よく眠れているか。
2．日常生活を楽しめているか。意欲が減退していないかどうか。
3．気分・機嫌が良いかどうか。
4．目に力があるかどうか。
5．食事が摂れているかどうか
6．排尿や排便などの排泄がうまくいっているかどうか。

　このようなポイントを毎日チェックして、高齢者の異常が軽微なうちに発見することが大切です。

　しかし、病気と判断されても、いつも治療が可能とは限らないのが高齢者です。例えばがんが見つかっても、若い人と同じような化学療法や放射線療法に身体が耐え得ないこともあります。

老年期の緩和ケア

高齢者によくみられる症状と治療についての考え方

1．痛み（疼痛）

定義：不愉快な感覚、または情動の経験である。
種類：高齢者は痛みを表現するときに「痛い」ではなく別の表現をしがちです。例えば「重苦しいような」、「疼くような」、「ヒリヒリする」、「ピリピリする」、「ズキズキするような」という表現。

痛みがあると、不愉快になり、引きこもり、泣いたり、大声を出したりするかもしれません。顔をしかめたり、夜の睡眠が十分にとれなくなったり、歩行することが困難になったりします。
　原因は、身体の内臓や神経、骨に疾患があることです。
　内臓の痛みは、ずーんとした鈍い痛みであり、局在に乏しい。「お腹全体にずーんとした痛みがあります」などと表現されます。
　骨の痛みは、局在性があり、原因となる骨を動かしたり、軽く叩くと痛みが出ます。神経の痛みは鋭い痛みや焼けるような痛み、圧迫されるような痛み、痺れるような痛み、電気が走ったような痛みと表現されます。
　例えば、がんの転移はさまざまなタイプがあり、がんの骨転移や軟部組織への浸潤、肝臓など内臓への転移などでは、それぞれ特徴的な性質の痛みが発生します。
　神経に浸潤したり、神経を圧迫して起こる痛みは「神経障害性疼痛」と呼ばれ、帯状疱疹後の神経痛によく似ています。通常の鎮痛剤だけでは効果がなく、鎮痛補助剤の併用が有効です。

■痛みの評価（アセスメント）

　痛みの部位、程度、性質についての評価を行います。

　評価は NRS（numerical rating scale）と呼ばれる「数字式スケール（ものさし）」を用いて行います。これまで経験した痛みの中で最高に痛かったときの痛みを 10 点として、全く痛みが無い状態を 0 点として評価するものです。しかし、例えば認知症がある場合には、NRS を利用することは難しいかもしれません。

　「フェイススケール」は、痛みがない表情を 0、最高に痛みがあり、顔をしかめて、泣いている表情を 5 点として評価します。

　また、「痛み行動」で周りの人に伝わることがあります。「眉間に皺が寄って、表情が痛そうである」、「泣く」、「うめく」などで判断します。

■WHOの3段階除痛ラダーを用いて、痛みを緩和する。

　第1段階は、非オピオイドを使用します。アセトアミノフェンやいわゆる NSAIDs であるロキソプロフェンやボルタレンなどたくさんの種類があります。

　第2段階は、軽度から中等度の痛みに有効な非オピオイドや弱オピオイドを中心とします。これにはトラマールやオキシコドンなどがあります。

　第3段階は、強い痛み（疼痛）に対する強オピオイド、モルヒネ、オキシコドン、フェンタニルが代表的な薬剤です。ただし、がん性疼痛以外の痛みでは処方の制限がありますので、個別の適応検討が必要です。

　骨の痛みには、アセトアミノフェンや NSAIGs が有効です。

　神経の痛みには、リリカ、ステロイドなどの鎮痛補助剤が有効。

　しかし、痛みの治療に有効なのは、薬だけではありません。理学

療法、音楽療法、芸術療法などを単独で、あるいは組み合わせて提供すると、よりよい効果が望めます。

2．呼吸困難感・・肺炎、気管支炎、肺がん、肺転移

定義：息切れ、呼吸促迫があり、時に窒息するような感覚がある。
症状：気管支喘息のような努力性呼吸やチアノーゼ、咳、喀痰。
原因：心不全や貧血、慢性閉塞性肺疾患（気管支喘息、肺気腫など）
治療：酸素吸入、鎮咳剤、気管支拡張剤、利尿剤、モルヒネなどのオピオイド、ハイスコやスコポラミン、ステロイドホルモン、抗不安薬などを適宜使用。

特に息切れは、溺れるような感覚を伴うため、「死ぬかもしれない恐怖」、「窒息するかもしれない恐怖」が湧き起こります。そのような不安を和らげるため、室温をその人に合わせ、換気を十分に行い、リラックスできるように環境の調整を行うことがとても大事です。

3．せん妄

定義：注意の持続が困難となり、見当識障害、認知障害が出現する状態。
症状：自分がいる場所、年月日、時間が認知できなくなり、焦燥感や不安感が増大し、落ち着きがなくなります。意識レベルが変化し、周囲の人との会話がかみ合わなくなり、簡単な受け答えもできなくなり、さらにはそこに居ないはずの人や、動物が

見えるなどの幻視、幻覚が頻繁に起こるようになります。また、夜間の睡眠が妨げられ、昼間眠るようになることもあります。

原因：ステロイドホルモン、利尿剤、抗コリン薬、ベンゾジアゼピン系薬剤、オピオイド、パーキンソン病治療薬などの薬剤。
便秘や尿閉、新たな入院生活、病棟の移動や病室の移動。
感染症や高カルシウム血症などの疾患など。

治療：本人が安心できる環境を整えること。できるだけ家族との時間を増やすこと。ハロペリドールやリスペリドン、クエチアピン、オランザピンなどのせん妄対策薬剤の投与。

幻覚があっても、本人が言うことを直ちに否定せず、了承、了解と受け入れて同意をすることが大事です。せん妄があると本人ばかりか、家族、友人もショックを受けるので、できるだけ速やかに終息するようにしていきます。

4．食思不振／食欲低下

定義：食欲が減少し、食事摂取量が低下すること。いわゆる「悪液質」と呼ばれる極端なやせ、特に脂肪とタンパク質が減少してしまい、「るいそう（羸痩）」の状態になることもある。

高齢者では次第に基礎代謝量が減少していきます。それにしたがって生命を維持するために必要なエネルギー量は減少していきます。また、食事の内容も若いときと比べてタンパク質の摂取量が減り、消化管からの吸収機能やタンパク質の合成機能も衰えることから、筋肉量が減っていきます。

何らかのストレスが身体にかかると、筋肉や脂肪が分解されて、

老年期の緩和ケア

エネルギーに置き換わりますが、そのためにますます筋肉と脂肪が減少して、やせてきます。体重減少が進み、起立筋や脊柱周囲の筋肉が衰えて、移動能力が低下します。体重減少が10％以上になると、移動能力だけではなく、呼吸機能の低下、免疫機能の低下などが起こり、さらにADL（日常生活動作）は低下します。

対策：低栄養状態を改善するために、食事の内容を見直すことから始める。

①タンパク質の摂取を促し、バランスの良い栄養摂取を心がける
・高齢者では嗜好が変化して、肉類や魚類などの良質なタンパク質の摂取が少なくなる傾向があります。1週間のうち、少なくとも2回は肉類を十分に摂取し、それ以外の日でも、魚類を摂取し、大豆類などの植物性タンパク質も十分に摂るように促す。牛乳なども積極的に摂取していくように勧める。
・不飽和脂肪酸を多く含む食物、ミネラルやビタミンなど、円滑に身体を動かすために必要な栄養素を摂取できるようにする。
・オリーブ油などを毎日摂取して、関節などがスムーズな動きを保てるようにする。
・高齢者は脱水になりがちなので、食事時に水分摂取を促す。

②摂食・嚥下機能を評価して、改善する
・きざみ食や、とろみをつけるなどして、嚥下機能が衰えた高齢者でも安全に嚥下できるようにする。
・シャーベット、アイスクリーム、氷の細片など、嚥下機能に問題があっても誤嚥しにくいものを提供する。
・空腹を覚えたらいつでも自分で食べられるように、小分けにしたビスケットやゼリーなどを手元に置いておく。
・食事の器も、プラスチックなどの無味乾燥なものは極力排して、

磁器などの目にして美しい、楽しいものにする。
- 食事1回の量を少なくして、できるだけ「完食できた」との思いをもってもらえるようにする。
- 食事の介助を要するかどうか判断して、スプーンやフォークなどの形や機能を見直して、できるだけ自分で摂食が可能となるように工夫する。

③食事環境を見直す

できるだけ家族と同じ時間帯に、同じテーブルで食事をすることは、独りで食事をするよりも格段に食が進みます。また、単に栄養価の面だけで食事を捉えるのではなく、その方の嗜好に合わせて、好物を選ぶなどの工夫が必要です。

栄養機能食品が最近発売されていますが、例えば、「プロシュア」(アボット ジャパン)のような栄養食品は、身体の中の炎症を抑え、タンパク質とエネルギーを効率よく摂取できることから、体重減少をある程度抑え、がん性悪液質のような厳しい病態に対しても有効性が高いと評価されています。

こういったものを組み合わせながら、「口から食べる幸せ」をできるだけ実現するようにしていくことが大事です。

5. うつ

高齢者の場合、うつ症状が表に現れないことがあり、注意を要します。

定義：2週間以上にわたって、鬱々（うつうつ）として物事を楽しめない、周囲に対する興味がなくなる状態が続くこと。

症状：活動の低下、無表情、無感動、夜間の不眠、日中の傾眠、食欲減退、体重減少、周囲の状況に無頓着、精神機能の低下など。

老年期の緩和ケア

治療介入：まず、状況を見極めるために、本人と会話すること。
抗うつ薬の処方：うつ病と診断されて、抗うつ薬が処方されて1カ月間は、特に自殺のリスクが増すので注意が必要です。重度のうつ病があり、自殺の気力もなくなっているところに抗うつ薬が処方され効果が出てくると、自殺願望を実行に移す元気が出てきて実際に試みる可能性があるからです。

　抗うつ薬は、効果が出現するまでに時間がかかるので、それまでは抗不安薬も併用します。抗うつ薬は単剤内服が鉄則であり2剤併用は絶対にしてはいけません。うつ病では、セロトニンやノルアドレナリンの濃度が低下しています。

抗うつ薬の種類：

　選択的セロトニン再取り込み阻害薬（SSRI）
　パロキセチン（パキシル）：離脱症候群に注意。眠気が強い。
　フルボキサミン（ルボックス）：少量から開始。自殺企図に注意。
　セロトニン・ノルアドレナリン再取り込み阻害薬（SNRI）
　ミルナシプラン（トレドミン）：眠気は弱い。自殺誘発に注意。

6. 便　秘

高齢者のみならず若年者でも問題になります。
定義：3日以上排便がないか、または硬便である。
症状：排便の回数が減る、硬便、腹部膨満、硬便と下痢便が交互に見られる、食欲低下、吐き気、嘔吐、高齢者では錯乱などが見られる。
原因：腸管の蠕動運動の低下、水分摂取の低下、腸閉塞、甲状腺機能低下、高カルシウム血症、糖尿病、オピオイドや三環系抗うつ薬、抗けいれん剤などの薬剤性。

治療：まず、便秘であることを自覚してもらうことが大事です。毎日の排便の習慣を聞き、できれば朝食後の1日のうちで最も腸管の蠕動運動が強まる時間帯に、坐位を保った排便の習慣をつけるように指導します。

　痔などがある場合は排便そのものが苦痛で、排便を我慢することになり、結果的に便秘になってしまいますから、肛門やその周りの皮膚のケアを行います。

　刺激性下剤を好まない人もいるので、適宜他の薬剤に変更します。下剤は種類が多く、それぞれ適用が異なりますので、適宜、検討することが必要です。

7．不　安

高齢者が、自分から不安感を訴えることはあまりなく、気分が落ち着かない、胸焼け、息切れ、めまいや頭重感、不眠などのかたちで表に現れることが多くなります。身体のふるえ、生汗、心拍数増加（頻脈）などが観察されることもあります。

原因：精神・心理的な要因がほとんどである。将来に対する漠然とした怖れ、死に対する恐怖、家族に対する申し訳なさなどから不安感が強まる。

　うつ状態、せん妄の症状の一つとして現れることもある。痛みや呼吸困難感などが緩和されてないために起こることもある。がん末期などの終末期に、薬剤が原因での不安が起こることがある。

　特に、モルヒネなどのオピオイドやベンゾジアゼピン系薬剤を急に減量すると発症することもあるので、高齢者では特に注意を要する。

老年期の緩和ケア

治療介入：高齢者は特に、その方が安心できるような環境作りがとても大切です。薬物治療の前にチェックしておくこと。痛みや呼吸困難感などが緩和されていなければ、まずそれを緩和するように努めること。

薬物治療：できるだけ半減期が短く、筋弛緩作用の弱い薬剤を選びます。

ロラゼパム（ワイパックス）／アルプラゾラム（コンスタン、ソラナックス）／エチゾラム（デパス）

8．嚥下困難

食事や水分を飲み込むことが困難になることをいいます。

症状：食事中にむせる、食後に咳や痰が出る、食物が胸でつかえて胃まで下りていかないなどがある。

原因：パーキンソン病や食道がんなどの特殊な病態によることもあるが、高齢者の場合は自然な衰弱としても、口から食べたものを飲み込む機能が衰える。

治療介入：高齢者の場合は、嚥下などの反射機能が衰えていくのは自然なことです。しかし、口からの摂食ができなくなると、すぐに点滴を多量に行ったり、胃に穴を開けて胃ろうを作り、そこから栄養を流し込む人工栄養が開始されたりしがちです。

　自然の理に反してそのようなことを行うと、胃から食道に逆流し、それが気管に流れ込み、逆流性の肺炎を起こすことがあります。高齢者でしかも認知症があると、中枢系に障害があり、喉頭蓋の開閉する機能が衰えるために、嚥下した食物が食道に流れずに気管に流入して誤嚥性肺炎を引き起こします。さらには、胃ろうから入れた流動物が逆流したり、嘔吐したりして気

管に詰まり、窒息して死亡することも頻繁に起こっています。

チューブや機器に繋がれて、栄養・輸液のしすぎで肺水腫や心不全、肺炎、膀胱炎などを繰り返して非日常的な死を迎えるよりも、高齢者の老衰が進むことは自然なこととして理解し、いわば自然死ともいえるような穏やかな死を迎えることができるようにサポートすべきと考えます。

高齢者における生命倫理的なトピック

医療・福祉のすべての関係者は、患者さんや利用者さんに関する情報が、外部に漏れることを防がなければなりません。話し合いをするときは個室が望ましく、また、カルテの保守、保管は万全でなければなりません。

知り得た情報を公共の場所、例えば、病棟の廊下やエレベーターホール、待合室など、誰が聞いているか分からないところで話題にしてはならないことは言うまでもありません。

ところが、とくに患者さんが高齢者の場合、こういったことに関係者の意識が希薄になりがちで、おざなりにされているという実態があると思いますので、あえて問題点としてあげたいと思います。

ただし、守秘義務にも例外があります。例えば、法定伝染病のような疾患に罹患しており、保健所などに届け出なければならない場合や、病棟スタッフの安全が担保できないような局面で警察に通報しなければならないときなどです。

Informed Consent から Informed Share への変化

医療・福祉関係者には長らく、高齢者本人に死が避けられないも

老年期の緩和ケア

のであることを告げることは避けるべきだとの考え方が支配的でした。しかしながら、最近ではこうした見方が変化してきて、真実を知ることは高齢者の権利の一つであると考えられています。

余命が短いかもしれないという真実を知れば、残された人生の過ごし方が違ってくるかもしれません。

何らかの病気に罹患したときに、高齢者には以下の権利があることを知っておいてください。

①病気の診断と、病状、余命に関する正確な情報を知る権利。

②治療できるとして、それぞれの治療の利点、欠点、リスクなどの情報を受け取り、詳しい説明を受ける権利。

③情報はただ伝えるだけではなく、時宜にかなって、良いタイミングで、しかも思いやりを持って伝えられる権利。

④高齢者が直接的に情報を求めなくても、その情報に接することができる権利。

⑤「高齢者は情報を受け取ることを望んでいない」と勝手に解釈して、情報を伝える機会を奪ってはならない。しかしながら、最近では、自殺企図があったなどの場合には、あえて情報を公開しないことも許される。

⑥家族が真実を知らせないでほしいと申し出たならば、何故そう思うのか、理由を尋ねなければならない。愛する家族が「悪い知らせ」に傷つくことを怖れたり、傷ついた家族にどのように接すればよいか分からなくてそのように申し出ているのかもしれない。その場合、家族と話し合い、これらの権利について説明し、納得がいく解決策を模索する必要がある。

⑦高齢者が、「客観的に考えて望ましくない治療」を選択するかもしれないが、医療・福祉関係者は、その事実を受け止めなければならない。

⑧もし、高齢者に判断する能力がないと思われる場合には、代理人（家族、親族、友人など）は事前に高齢者が意思を表明していた事項について、本人の意思を尊重し、本人に代わって遂行しなければならない。

⑨例えば、輸液や人工栄養などについての事前指定書があっても、それは高齢者本人の意思決定が不可能になるまでは効力を発揮しない。

事前指定書

欧米では1990年頃から、「事前指定書」によって、終末期にどのような医療を望むか、あるいは望まないかを前もって表明して、それを文書にしておき、毎年更新して、周りの家族、友人たちにその存在を知らせておくことが広まってきました。

特に、本人が意思表明をできないほどに衰弱したり、意識が失われた状況で、本人の意思に代わって遂行されるべき大切な書類であるとの認識が一般的です。

事前指定書には、通常2つのことが記載されています。

①そのような状況で、何をしてほしいか、あるいは何をしてほしくないかを具体的に記載する。例えば、がん末期での輸液や人工栄養は拒否するとか、人工呼吸や心臓マッサージなどの救急救命処置は断るなどの明確な指示である。

②事前指定書を遂行してもらえる人（代理人）を指名する。逆に代理人になってほしくない人を指名することもあり得る。

事前指定書を決定するプロセスで大事なのは、高齢者と家族や友人との間の親密で愛情のこもった話し合いです。もし、事前指定書

老年期の緩和ケア

を記載することを嫌がる高齢者いるとしたら、家族との話し合いがまだすんでいないのかもしれません。その場合は、本人と家族にそのことを話し合うように勧めてください。

心肺蘇生

　高齢者やその家族と、心肺蘇生（CPR：Cardio Pulmonary Resuscitation）について十分に話し合っておくことは有益です。

　末期にある高齢者に CPR を実施しても、もともと複数の疾患を持っていることの多い高齢者では、その効果は限定的であり、蘇生後の状況は本人と家族を苦しめる結果に終わるかもしれません。例えば、下記のような状況も起こりうることとして推定されます。

　希望しない ICU や CCU や病棟などの非人間的な空間で、希望しない循環器系の薬剤を使用され続け、人工呼吸器につながれ、膀胱留置カテーテルが挿入され、毎時間ごとに脈拍、血圧、呼吸数、体温が測定されて記録されていく。本人は会話もできず外の景色も見られない。今を心から楽しむ時間もない一日が送られていく。

　毎日のように血液検査、レントゲン検査が行われ、肺炎や尿路感染症が見つかれば反射的に抗生物質が点滴で流され、カリウムやナトリウムや CPR の値が書き込まれ、もはや悪液質で身体は死ぬための準備に入っているのに、無駄で危険な量の点滴が流され、消化吸収能力が著しく低下しているのに高カロリーの流動物が流し込まれていく。

　心電図モニターや酸素飽和度のモニターなどから絶えず音が発生し、何か異常が起こればすぐに心肺蘇生をするべく医療チームが待機していて、なかなか安らかには死ねない。そういった環境にうんざりしていても、本人はそれを訴える能力がもはやない。

そのような悲劇を避けるためにも、事前指定書は必要です。

栄養と水分の問題

終末期の高齢者が自ら食を絶つことがあります。終末期の高齢者自らが、病的ではなくて、穏やかに食を絶つという決断をしたのであれば、その決意を尊重しなければならないと考えます。

以前は、死が近い高齢者に人工的に水分を補給することで、亡くなりかけている高齢者を快適にするものだと思われ、実際にそうしていました。

しかし近年では、人工的に点滴や皮下注射で輸液を与えることで、水分過多の状態を作り出し、気管分泌が増えて始終痰や唾液が出て、肺炎などを起こしたり、尿量が増えて膀胱が再三いっぱいになり排尿回数が増え、膀胱炎などを併発し、弱っている心臓に負担をかけ、血管から溢れた水分が腹部や胸部に貯留して腹水や胸水となり、かえって高齢者に負担となり、余病を併発させていることが明らかになってきました。むしろ輸液をしないでおくことで、穏やかで安らかな尊厳に満ちた死を迎えることができます。

そういったことを、高齢者本人と家族に伝えることが大切なことと考えます。

緩和ケアプログラムの導入

一般的に、プライマリーヘルスケアを担っているクリニックの医師は、緩和ケアを「がん末期の患者」のためのものであると勘違いしていることが多いように思います。

老年期の緩和ケア

　緩和ケアは「がん末期」の人だけに有効ではなく、疾患を持っているすべての人にとって有効であり、特に高齢者には有効であることが知られていません。また、一般にも「緩和ケア」というとあたかも末期のイメージで捉えられてしまいます。

　緩和ケアの専門家は「緩和ケアは疾患の最初の時期から有効であり、どの時期に導入しても構わないが、できれば初期からのほうがより有効である」ことを知っていますが、プライマリーヘルスケアの医師、看護師は往々にしてその事実に気づいていないことが多いようです。

　今、プライマリーヘルスケアの医師や看護師に対して、正しい緩和ケアの知識と技術の伝達が必要と感じています。疼痛管理だけが緩和ケアの対象ではありません。それは緩和ケアのごく一部でしかありません。高齢者に関しては、特にその全体像をとらえることが必要です。

　よく話をして、高齢者が何を考え何を感じているのかを確かめることから、高齢者へのアプローチが始まります。

　堅苦しい教科書的なアプローチは百害あって一利なし。しばしば高齢者を弱者とみなしたり、理解がついていかない子どものように遇しがちですが、高齢者を一人の人間として尊重し、柔軟な心をもって相対する態度が基本です。

高齢者の緩和ケアへの希望

　高齢者に最適な医療と若年者、壮年者に対する医療とは大きく異なります。

　もともと老化の道のりにある高齢者の、身体の組成、機能は次第

に衰えていくものです。血液検査の値も、加齢によりその基準となる正常値、正常範囲は成人とはかなり異なってきます。若年者への医療をそのまま高齢者に当てはめようとすると、的外れになるし、高齢者のQOLを損ねることになります。

　人を大事にする、人の自己決定を尊重する「緩和ケア」という概念は、特殊なものではありません。現代の民主的な市民社会においては、ごく普通の概念です。旧来の一般的な医療の枠組みが「緩和ケア」を特殊と見ているとしたら、それは今一般的とされている医療こそ、かなり特殊なものになっていることの裏返しだと言えます。

　カナダ政府が2000年に全国民に無償で配布した「高齢者のend-of-life ケアガイド」（a guide to end-of-life care for seniors）から以下に引用します。

老年期の緩和ケア

高齢者のend-of-lifeケアガイド
(a guide to end-of-life care for seniors)

＊〈 〉内は著者による補足

〈MYTHS AND MISCONCEPTIONS OF DYING IN LATER LIFE（晩年期の死についての神話と誤解）の項に下記の項目があります。〉

□ **高齢者はどうせ死ぬのだから、晩年期ケアは必要ない**

多くの高齢者は、たとえ致死的な疾患に罹患したとしても、死より生き続けることを選択するであろう。自己管理や精神的サポート、栄養、疼痛管理に関する問題は、人生の晩年を生きる高齢者にとって最も重要でサポートが必要な問題であることは明白である。

□ **ほとんどの高齢者は長期療養施設で亡くなるので、晩年期ケアを受けている**

長期療養施設で亡くなるカナダ人は39％に過ぎない。ナーシングホームで働くスタッフに対して、緩和ケアの教育が必要である。つまり、スタッフ自身のストレス対処法、疾患が肉体に及ぼす影響、疼痛の評価と管理、高齢者自身および他の同居者や家族が受ける死の心理的な衝撃を和らげる方法、法律に関することなど、さらに高度な教育が必要である。

□ **高齢者は死への準備が完全にできている**

高齢者に優柔不断さ、曖昧さ、もしくは拒絶的な態度がある場合は、事前指定（患者あるいは健常者が、将来自らが判断能力を

失った際に自分の身に行われる医療行為に対する意向を前もって意思表示すること)や死への準備ができないことがある。しかし、医療・福祉サービス提供者と家族は、高齢者が実際に死に至るほど病弱になったときに、本人がどのようなケアを望むか意思決定する際に手助けすることができる。

□高齢者は加齢によって死ぬ

　加齢それ自体は症状を引き起こしたり、死に至らしめるものではない。高齢者は多種多様な疾患で亡くなる。1994年の高齢者の死因の第1位は心疾患であった。当時のカナダ人の高齢者の死因の内訳は、31％が心疾患、26％ががん、11％が肺疾患関連、9％が脳卒中によるものであった。

□死にゆく高齢者にできることはない

　できることはたくさんある。医療関係者は高齢者の持っている権利について高齢者に伝え、人生の終わり方を決める際には、高齢者の同居者、家族やスタッフのメンバーを援助することができる。この場合、終末をどう迎えるかを決める権利を高齢者が持つことが大切である。多くの高齢者は、自ら決定するか、家族や介護者とともに決定することのどちらか、あるいは両方の機会を望んでいる。

　家族・介護者もまた、死にゆく高齢者をケアするときに考慮すべき重要な人物となる。ケアにあたる家族が、死にゆく高齢者を世話する上で重要な役割を果たし、愛する者をケアし続けるためには、医療・福祉サービス提供者からの精神的なサポートが必要である。高齢者のために、そして家族や施設のスタッフのQOLを改善するために、なすべきことは多い。

老年期の緩和ケア

〈緩和ケアは、高齢者の人生の終末期にも適応されます。高齢者自身が、自分の人生を振り返り、ああ、私の人生はこんなにも満ち足りたものであったと言って、終わりの日々を過ごせればどんなに幸せだろうか。しかし、現実にはそうではないことが多い。〉

苦痛の軽減よりも治療を優先する急性期医療モデルは、死にゆく高齢者の要求に十分に応えられないことが多い。急性期医療モデルでは、死は敗北とみなされる。効果的な晩年期ケアを推進するために、「死＝敗北」という見方には異議を唱えなくてはならない。また、ある神話がある。

☐ **神話：自宅で死ぬ＝尊厳を持って死ぬことができるという神話。**
集中的な 24 時間ケアが現実的に必要になると、ほとんどの家族はその準備ができないので、症状に圧倒される。結局、病院に戻ってしまいがちである。

〈そうならないためには、予め訪問看護師などの在宅医療の専門家が、酸素吸入や痰の吸引、排泄介助、移動介助の方法や身体を清潔に保つ方法、口腔ケアなど、日常生活を送るための手技、方法を細かくチェックし、評価することが大事になります。そうしなければ家族は介護で疲弊し、長続きはしないでしょう。〉

また、訓練されたボランティアは、専門的な緩和ケアを補い、その質を高める。

「ある家族にとって、彼らの父親のための質の高いケアとは、自宅で父親の看病をすることであった。訪問看護師、在宅介護のヘルパー、ホスピス緩和ケアのボランティアからサポートを受けることにより、在宅ケアが可能となった。父親が末期がんと闘うとき、専門家が医療処置を行い、家族が 24 時間彼を快適にし、そして親しい友人たちが定期的にお見舞いに訪れた。家族はその

限界まで力を出し切っていたが、外からのサポートによって多少休めることで、どうにかやっていかれた」

しかし、中には次のように、緩和ケア病棟での緩和ケアを死が訪れるまで受けることを希望する人もいる。

「ある女性にとって、質の高いケアは、緩和ケアの専門家からケアを受け、家族に支えられながら、病院で治療を受けることであった。可能な限り長い間、夫や子供たちと一緒に時間を過ごすため、彼女は定期的に自宅に戻った。彼女はこうすることで、最も激しい症状による苦しみや治療による苦しみから家族を守れたと感じることができた」

□高齢者は死に対する怖れをいかに克服しているのか？

ソーシャルサポートや祈り、内なるセルフコントロールなどにより自分の人生に意味を見出し、自分の人生を自らコントロールしているという感覚を持ち、満足できるようになる。

そして、自分の人生の意味を見出し、一人の人間として成長することができる。

人は、自分の人生が他の人たちにとって意味があり、あるいは重要であると感じるとき、落ち着いて死に直面する。

そのためにはスピリチュアルなサポートと導きが必要である。
1．今までの人生の歩みを認識する。
2．死を受け入れる。
3．自身が自分の人生の著者になる。

緩和ケアの原則は、気づきを与え、真実を話し、苦痛を軽減し、ソーシャルサポートやスピリチュアルなサポートを提供することである。この緩和ケアの原則を実践することで、高齢者は満足した終末を迎え、人生の終末をコントロールできるようになる。

老年期の緩和ケア

□人生の回顧

自分自身の人生の意味や他の人たちとの関係を受け入れること。また、過去の対立を思い返すことでもある。人生を回顧することで対立を解決し、許しが得られることもある。

□誰が高齢者をケアするのか？

終末期の高齢者には、一人の介護者が終日付き添う必要があり、医師、看護師、その他のヘルパー、福祉サービス提供者が定期的に訪問する必要がある。

介護者は年老いた配偶者であったり、娘、特に長女である場合が多い。そして、女性のほとんどは仕事を持っており、カナダでは 25% は 15 歳以下の子供を育てている〈数値は 2000 年当時〉。

この「高齢者の end-of-life ケアガイド」は次の提言をしています。

サービス提供の限界を改善するために
  医療システムの改善：
    終末期ケアのための資源を増やすこと
    長期療養施設の医療・福祉サービス提供者の間の連携
    終末期ケアを受けられる資格基準を柔軟にすること
    最適な時期に終末期ケアを提供すること

この章の終わりに次の言葉を掲げておきます。

生命に関わる病気を背負って生き抜くことは、患者にとっても、

愛する家族にとっても、厳しく、過酷で、強烈なことである。しかし病気や死別のあらゆる段階で受ける、実質的、精神的、そしてスピリチュアルなサポートによって、高齢者や家族は絆を強め、一人の人間として成長し、さらにはすばらしい喜びの瞬間さえ共有することができる。このような瞬間は、高齢者と家族が分かち合う最高の贈り物となる。

　　　Living lesson:About quality of Life for the last stages of life

　世の中にはたった4種類の人間しかいない。以前、介護者であった人、最近になってケアを始めている人、将来、介護者となる予定の人、そしていま介護者を必要としている人。

　　　First Lady Rosalynn Carter.(Speaker)
　　　Hardship into hope…the rewards of caregiving;Former

---

column　**ある患者さんのこと**

　PEACE（医師への緩和ケア基礎研修会）のカリキュラムでは、「療養の場所」について参加者全員がいくつかのグループに分かれて皆で考えます。そこで毎年、「自宅へ往診してくれる医師がいない」、「亡くなったときに死亡診断書を記載してくれる医師がいない」、「食事を準備したり、トイレに連れて行ってくれたりする家族がいない」、「家族がいても日中は仕事で、独りである」、「訪問看護ステーションも、高血圧や糖尿病、脳梗塞などの患者は扱えるが、がん末期の患者の経験に乏しい」などの問題が出ます。毎年この繰り返しです。私は、ある患者さんのことを思い出します。

　以前、私が福岡市の緩和ケア病棟に勤務していたころ、大牟田から90歳を超える男性患者が来院されたことがあります。かかりつけ医に「肺がんの疑い」があると診断され、地元の病院に一度受診したが、

老年期の緩和ケア

「その病院も嫌いだし、診た医師も大嫌いだ」と再受診しませんでした。辛子明太子の老舗の社長が甥で、病院にかかるのを渋っていた叔父を緩和ケア外来に連れてこられたのです。

患者さんと私とは意気投合しました。ジャイアンツの原辰徳監督のお父上と親戚筋であり、私を「たっちゃん（原監督）に似ている！」と言って、診察をさせてくれました。

血液検査を実施し、緊急でCT撮影をしました。呼吸内科の医師にもコンサルテーションしましたが、やはり肺がんが最も疑われました。甥御さんは、「もう歳だし、告知はしたくないのですが……」と未告知を希望されました。

しかし、遠方からそこの緩和ケア外来に通うことは無理があったので、たまたま私が代表を務めていた「福岡緩和ケア研究会」の関係で、地元の医師会立訪問看護ステーションの責任者である看護師に連絡しました。私が担当医になり、処方した薬を甥御さんが大牟田の山の上にある叔父さんの自宅に運び、週に１回か２回、訪問看護師が定期的に訪問するようにしました。

その際に使用したのは、アンペック坐剤（10mg）とセニラン坐剤（3mg）。嚥下する力はなくなっていましたが、これらの坐剤は使用できました。患者さんは痛みも吐き気もなく、穏やかに過ごすことができました。臨終が近くなると、甥御さんは山の斜面の木々を切り取り、不知火の海が見えるようにされ、患者さんは慣れ親しんだ家で、大好きな海を見ながら、穏やかに逝かれました。

あとで甥御さんが病院に来てくださったのですが、私が出版したばかりの本『ベッドサイドの緩和ケア塾』を購入されており、「ここに書かれている通りの症状が出てきましたが、本に出てくる薬を処方していただき、叔父は痛みもなく苦しまずに逝けました」と感謝されました。その甥御さんはこの経験が元になり、「介護福祉士」の資格を取られたそうです。また、自身の会社で、社員が家族の付き添いなどで介護休暇を取得できるようにされたとか。

爾来、辛子明太子はその会社のものを買い求めるようにしています。

第6章 認知症の理解とケア

　私は日ごろ、認知症が基礎的にあって、がんを患っている患者さんと接する機会があります。全く科学的な根拠はないのですが、一般的に、「認知症の患者はがん性疼痛などの痛みがあるにせよ、予測される痛みよりも軽い」印象を抱いています。

　何故かはわかりません。わからないのですが、ある意味それは認知症の患者にとってある種、福音かもしれないと思うのです。

　手元に1冊の冊子があります。題名を「ぼけの理解とケア」といいます。1990年12月10日の発行です。

　私が故日野原重明先生が理事長をされていた完全独立型のホスピス「ピースハウス病院」に勤務していたとき、週のうち2日ないし3日は先生が同じく理事長をされていた聖路加国際病院にも勤務して、（財）ライフ・プランニング・センターで職員検診を受けていました。小冊子は、そこで手に入れたもので、当時、聖マリアンナ医科大学神経精神科教授をされていた長谷川和夫先生がそのライフ・プランニング・センターで1999年9月29日に講演をされた内容に加筆されたものです。長谷川和夫氏は、「長谷川式認知症スケール」を発案された、この分野の第一人者です。

　以下は、その小冊子より私が抜粋し、要約したものです。

ぼけの理解とケア

長谷川和夫

I　認知症の理解

認知症とはある病的な状態である

　認知症というのは、病気の名前ではなく、ある一つの病的な状態をいいます。　……

　認知症とはどんな状態なのでしょうか。とくに高齢期になっておこってくる場合は、もの忘れが非常に著明になって、しかも判断力障害（判断がうまくできなくなる）がおこってきます。著しい記憶障害（もの忘れ）と、判断がうまくいかない知能障害をおこして、そのために、毎日の生活に支障が出てきているということです。

　もの忘れがあっても日常生活に支障のない状態は認知症とはいいません。

何が認知症をひきおこすのか

　（原因はさまざまで）大体70くらいあるといわれています。脳の神経細胞がかなり広い範囲にわたって障害を受けることが認知症の条件です。　……

　若い人でもおこります。

　頭部外傷後遺症、日本脳炎の後遺症、梅毒の病原菌であるスピロヘータが脳に侵入することによる進行麻痺、エイズ末期などによる

認知症のほか、脳の神経細胞に栄養が行かない状態が長く続くことによる認知症。慢性心疾患や腎透析、悪性貧血、アルコール依存症、慢性一酸化炭素中毒、水俣病という水銀中毒によっても認知症はおこるのです。

アルツハイマー病による認知症

　高齢になっておこる認知症のいちばん大きな原因は、脳の血管障害による認知症ともう一つはアルツハイマー病です。
　血管障害には、高血圧があります。そして脳梗塞で脳の血管が詰まりやすくなり、……　脳の神経細胞は酸素と栄養を血液から受け取ることができませんから、……　認知症になります。
　もう一つの病気がアルツハイマー型の老年性認知症です。脳の神経細胞それ自体は30歳くらいから少しずつ減ってくるのですが、高齢期になってくると急激にその神経細胞が減少していく人がいます。そして顕微鏡でみると老人斑とかアルツハイマー原線維変化とよばれるような奇妙な物質がいろいろと脳に沈着していくのです。これらは異常なタンパク質といわれています。健康な老人にはわずかしかみられない異常なタンパクが、脳の神経細胞に広範に沈着していって脳のはたらきを弱めてしまう。そして、それと同時に、脳の神経細胞も急速に減ってしまう。それがアルツハイマー病であり、あるいはアルツハイマー型認知症といわれるものです。

解明されつつあるアルツハイマー型認知症の本体

　……　異常なタンパク、ことに老人斑はアミロイドというものが本体であることがわかってきました。しかも、アミロイドのさらに前の段階の物質はβ-プロテインであることもわかってきました。神経細胞の中にできてくるアルツハイマー原線維変化でできてくるものは何かと言いますと、それはユビキタチンとタウと呼ばれる異

常タンパクであることもわかりました。　……

　アミロイド、あるいはその前のβ-タンパク（β-プロテイン）をコントロールする遺伝子が21番目の染色体にあることもわかってきました。　……

アルツハイマー型認知症は脳のどこに影響するのか

　アルツハイマー病を理解するには、脳のどこが損傷を受けたかが問題になります。

　脳は前頭葉、後頭葉、頭頂葉、側頭葉の4つに分けられます。前頭葉と頭頂葉の間は中心溝といって脳の表面が折れ込んでいます。脳の表面には神経細胞が集まってネットワークをつくって、互いに連絡しあっています。神経細胞のある一つの腕はぐんと伸びていて、一部は脊髄のほうに向っています。そして手足の運動や内臓のはたらきのすべてをコントロールしています。感情、思考、記憶なども全部コントロールしています。　……

　側頭葉は記憶と感情を支配しています。前頭葉はものごとを計画する、創造するはたらきをします。頭頂葉はある一つの器具を使っていろいろなことをやるはたらきを支配します。……　後頭葉は視覚領といって、光や物体を見たときにそれを認識する役割をします。

　中心溝の前の神経細胞は運動を司ります。中心溝の後ろは知覚を司ります。

まず頭頂葉と側頭葉が侵される

　アルツハイマー病というのは、側頭葉と頭頂葉が最初にやられ、それから前頭葉にいきます。中心溝の前のところ（運動を司る）と、すぐ後ろのところ（知覚を司る）は侵さないのです。だから動き回ることはできます。　……

　アルツハイマー病の人はかなり末期になるまでこの細胞は侵され

ないのです。それから触覚も侵しません。視覚で認知することもできます。ものを見てそれが何であるかを判断するのはむずかしいかもしれませんが、認知することはできるのです。

　ですから、認知症の人はその場その場での対応はうまくやることができます。　……

　しかも、これは進行していきます。やっかいなのは、健康な老人でも、高齢になってくると側頭葉の海馬という神経細胞集団——ここは記憶の中枢ですが、そこにも異常なタンパクが沈着し始めるのです。しかし、健康な人の場合にはそれ以上のことはおこりません。海馬の部分の神経細胞はなくなっていきますが、それがほかの部分には広がらないのです。　……

　大ざっぱな表現ですが、本来は神経細胞というのはネットワークをもっているわけですから、ごく病気の初期のときには30ぐらいの神経細胞の集団がもしあったとすれば、そのうち10ぐらいの細胞が障害されてもあとの20ぐらいの神経細胞はまだ一生懸命活躍している。そして、なんとかしてなくなった神経細胞のはたらきを代償しようとしている。それがだんだんと病気の進行がひどくなって、30あったうちの25がやられてしまうと、あとの残りの5つではいくら一生懸命やっても代償はきかなくなるということになります。　……

認知症状態と神経細胞の関係

　認知症の状態というのは、病気になった神経細胞とそうではない神経細胞のバランスでやっているということになります。認知症のお年寄りの生活とはそういう状態なのです。　……

　……　そして奇妙なことに、病気の進行のスピードは人によって様々なのです。

II　認知症の特徴と接し方

認知症のもの忘れの特徴

　ふつうの人におこってくるもの忘れとどこが違うかといいますと、第1点は、認知症の人のもの忘れは、体験の全体をすっかり忘れるというのが特徴です。ほんのちょっと前のことも忘れます。……

　例えば、結婚式へ行ったとします。そして同じテーブルについた人の名前全部を思い出せないというようなもの忘れは健康な人のもの忘れです。これは体験の一部だからです。アルツハイマー型認知症の人は結婚式に行ったことも忘れている。……　こういうもの忘れのしかたでは、体験の連続性がなくなってきます。

　私たちの精神生活は記憶があるために線の生活、連続した生活をしているのですが、認知症の人は点の生活、その場その場の生活になってしまいます。極端に言えば、映画をいつも途中から見ているようなもので、その場その場はゴマ化せるけれども、実は本当のことはわかっていないのです。

　2番目には、どんどん進行するために、もの忘れにとどまっていないで、いろいろなことができなくなります。たとえば、車の操作ができなくなる、洗濯機の操作ができなくなる、テレビをつけたけれど消すことができないというようなことがおこってきます。これは頭頂葉が侵されて物の操作がうまくいかなくなるからです。

　そして今度は場所がわからなくなる。これもおそらく頭頂葉からくるのでしょう。

　やがて判断力がうまくきかなくなり、右へ行っていいのか左へ行っていいのかわからない。ちょっと複雑なことになると混乱してしまう。……　朝ははっきりしていても、午後になってくると混乱してくる。夜になるとますますわからなくなる。疲れてきたり、ストレ

スがかかってくると神経細胞がうまく作動しなくなるのです。

3番目に、自分がもの忘れをしたことについての自覚がもてません。……　注意しても反省することができません。ですから介護するために誤りを訂正してやろうとするのは無駄なことが多いのです。

介護するにあたっての心得

……　認知症の人は神経細胞のバランスでやっているわけですから、神経細胞のバランスを崩せば崩すほど認知症のお年寄りは混乱してうまくいかなくなります。ですから、このバランスを崩さないことが大切です。ということは、なじみの場所で、なじみの人が介護するのがいちばん理想的です。　……

お年寄りは手術とか転居をすると認知症がひどくなるのはよく観察されることです。骨折も大きな原因となります。あるいは、麻酔のあともバランスを崩してしまって、もう代償ができないようになってしまいます。　……

認知症の人というのは記憶とか知能の病気であって、感情の領域は比較的保持されているわけですから、感情の交流は大切にしたほうがいいでしょう。こちらがイライラしていると、この気持ちは不思議と認知症のお年寄りにも伝わります。ですから、こちらはなるべく安定したおだやかな気持ちで介護していったほうがいい。それから、議論をして相手を打ち負かすというのもうまくいきません。……　議論をすればするほど感情的になったり、ますます興奮が募るわけで、それがますますストレスになって混乱状態に陥ります。

ひとりひとりに対応を変えて接する

大切なことは、その個人個人に合った対応のしかた、その場に適合した対応のしかたというものを工夫しなければならないということです。一人の人によかったから、もう一人の人にもいいだろうと

思っても、決してそうはいきません。　……

　認知症の人は、ものを考えるスピードも動作もスローになってきます。　……

　われわれは言葉で出しているものだけが情報だと思っているのでしょうが、それだけではありません。身振り、手振り、声の調子、いろいろなしぐさなどで情報を与えているのです。お年寄りの場合は、それが非常に大切です。　……

認知症の人の人権をどう考えるべきか

　認知症のお年寄りが虫垂炎を起こして、手術しなければならないとします。ところが認知症のお年寄りにそういうことを説明しても「手術は絶対に嫌だ」と言う。でもそれは、理非の弁別の能力がないために嫌だと言っているのであっても、本当はいのちにかかわるわけだから手術はしないといけないのです。　……

　一方では、患者さんは治療を選択する権利がある。たとえ認知症の人でもそうです。

　認知症のお年寄りのケアをしていく場合、非常に大切な問題は、このようなお年寄りの権利です。基本的な人権を考えなければならないのではないかと思います。

　基本的な人権とは、……　本来自分の自由─好きなときに好きなものを食べたり、好きなときに眠ったり、好きな場所に住んだりすることができる。これが基本的な人権です。自分が選んだり、自分が決めたりすることができるということで、こういうことを主張すればそれが尊重されるということです。　……

　入院しているお年寄り、老人ホームにいるお年寄りにもそれが守られているかどうかということが大切だと思います。

北欧に学ぶべき高齢者福祉政策

北欧では全体の福祉が進んでいて、高齢者対策についても理念が確立しています。

その第1は継続性。いままでやってきた生活状況を変えないでつづけていく。

第2は自主性というのでしょうか。高齢者の意見がまずなによりも尊重されています。（例えば一人暮らしの高齢者に、本人の生活の心配から、あるいは火の始末など他所への迷惑がないかとの不安から老人ホームに移るよう勧めても、本人が「嫌」といえば）その意見は尊重されるのです。

第3は残っている能力を生かしていく。

以上3つが高齢者ケアの理念です。継続性、自主性、残存能力の尊重です。スウェーデンではこの理念が政策に取り上げられ実行されている、徹底的に実行されているのです。

この3つの理念の終局は、「在宅ケア」ということなのです。

…… 日本ではとうてい（北欧の高齢者福祉政策を）真似することはできないけれど、少なくともこれから高齢化社会がだんだん進んでいくわけですから、ある程度税金は高くなっても福祉の厚みをもった政策がこれから実行されない限りは、寿命ばかりが長くなっても、経済的な補償が伴わない、医療を受けられないというような人が出てきて、いろいろな問題がおこってくるだろうと思います。

おわりに

生きていくということは年をとっていくということですから、自分の人生をどう考えるか、老年観をひとりひとりがしっかりもっていくことが少なくともお年寄りを介護していく場合にずいぶん力になるのではないかと思います。

認知症の理解とケア

　本冊子は1990年の講演に加筆しまとめられたもので、当時は介護保険も施行されておらず、社会状況は現状とは異なります。しかし、31ページの薄い冊子の内容は濃く、確実に今日の超高齢社会とその課題を予見し、示唆しています。認知症の専門家ではない私でもとてもわかりやすく、日常、診療に大いに参考にさせていただいています。感謝です。

　内容には、専門書にはない温かみを感じます。先生のお人柄がにじみ出ており、認知症の患者に対して「優しい」のです。

　なお、原文の一部の章を省略しています。また、……をもって文中の省略箇所を示しました。「ぼけ」という語彙はすべて「認知症」に、また「老人」も一部「高齢者」に改めさせていただきました。（　　　）内は、原文の意を汲んで文面を意訳した箇所がある旨了解していただきたいと思います。

第7章

手　紙
親愛なる子供たちへ

差出人のない手紙

　将来を俯瞰し、私たち自身の人生をみのり豊かなものにするために、何が大事なのか、単に緩和ケアに留まらず、ホスピスマインドを養うことで、私たち自身も幸せになれるのではないか、私はそんな希望をもっています。

　一篇の詩をご紹介します。この詩に出会ったことで、私は老いていく自分を柔らかく観ることができ、希望がふくらみました。

　この詩を収めた本『手紙　親愛なる子供たちへ』（角川書店、2009年）は63ページで1000円。薄くて、懐に優しく、すぐに読めますが、内容は深く、魂を揺さぶられます。そして一人の人として、人類の普遍的なものに触れ、温かい気持ちになり、優しい気持ちになれます。

手　紙
親愛なる子供たちへ

作詞：不詳　訳詞：角　智織　日本語補詞／作曲：樋口　了一

年老いた私が　ある日　今までの私と　違っていたとしても
　　どうかそのままの　私のことを　理解して欲しい
私が服の上に　食べ物をこぼしても　靴ひもを結び忘れても
　　あなたに色んなことを　教えたように　見守って欲しい

　あなたと話す時　同じ話を何度も何度も　繰り返しても
　　その結末を　どうかさえぎらずに　うなずいて欲しい
　あなたにせがまれて　繰り返し読んだ絵本の　あたたかな結末は
　　いつも同じでも　私の心を　平和にしてくれた

　　　悲しいことではないんだ
　　消えて去って行くように見える私の心へと
　　　励ましのまなざしを　向けて欲しい

　楽しいひと時に　私が思わず下着を濡らしてしまったり
　お風呂に入るのを　いやがるときには　思い出して欲しい
　あなたを追い回し　何度も着替えさせたり　様々な理由をつけて
　　いやがるあなたと　お風呂に入った　懐かしい日のことを

　　　　　　悲しいことではないんだ
　旅立ちの前の準備をしている私に　祝福の祈りを捧げて欲しい

いずれ歯も弱り　飲み込むことさえ　出来なくなるかも知れない
　　足も衰えて　立ち上がることすら　出来なくなったなら
あなたがか弱い足で　立ち上がろうと　私に助けを求めたように
　　よろめく私に　どうかあなたの　手を握らせて欲しい

私の姿を見て　悲しんだり　自分が無力だと　思わないで欲しい
あなたを抱きしめる力が　ないのを知るのは　つらいことだけど
　　私を理解して　支えてくれる心だけを　持っていて欲しい

きっとそれだけで　それだけで　私には勇気がわいてくるのです
あなたの人生の始まりに　私がしっかりと　付き添ったように
　　私の人生の終わりに　少しだけ付き添って欲しい

　あなたが生まれてくれたことで　私が受けた多くの喜びと
　　あなたに対する変らぬ愛を持って　笑顔で答えたい

　　　　　　　　　　　　　　　　　　私の子供たちへ
　　　　　　　　　　　　　　　　　　愛する子供たちへ

手　紙

　年老いて弱ってしまった親から子どもへの体裁を取っていますが、内容はもっと深いものです。
　人は一人では生まれてこないし、一人では生きてはこられなかった。弱っていくときに、死ぬときに、誰かが傍らにいてくれたら、身体はたとえ衰弱し、滅びようとも、もうそれだけで安らかな気持ちになれる。そして、ケア、看病を通して、親と子がもう一度家族になることができる、そんな希望をいだかせてくれます。
　人が父母より生を受け、長じて自分の足で歩き、走り、考え、愛や妬みや恨みや惜別や喜びや悲しみなどのさまざまな感情に左右されながらも、やがてこの世での自分の居場所を見つける。
　青年期にはさらに勉強し、実社会に出て働き、結婚し、子どもが生まれ、子育てや自分のキャリアを充実させて、壮年期に至る。
　家庭ではパートナーとの生活、子どもたちとの生活があり、壮年期になると社会的な責任も増えてくる。そして、老年期にさしかかる。孫が生まれてもいよう。家族のありかたも変化していよう。そうしてやがて老年期に入る。
　すると、それまで気にもしていなかったことが次々と面前に持ち上がってくる。老後をどこで過ごすか、誰と一緒なのか、あるいは独りなのか。老後の資金など経済面のこと、親兄弟姉妹など家族のこと、お墓のことなどもある。
　身体も心も古びてくる、そのときに何に頼るのか、何を信頼して生きていくのか……。まさにスピリチュアルペインそのものです。緩和ケアがそうしたときの支えになってはくれまいか―そうした思いがわき上がってきます。

第8章

スピリチュアリティ
死と向き合う

スピリチュアルと宗教

　スピリチュアルというと、日本ではややもすると、何か哲学的なものや宗教的なものを連想しがちですが、そうではありません。

　自らの存在そのものが危うくなったときに、うろたえ、困惑し、心がさまようのは当然のことです。寺にお墓がある人は多いですが、では日ごろから寺に行って熱心に説法を聴いたり、布教活動をしている人は少数でしょう。特に日本人の場合、「私には宗教はありません」と言う人が多いと言われています。そうであればなおさらのこと、そのような人に、死が迫っているからといってやみくもに宗教的な考えを吹き込むのはいかがなものでしょうか。

　英国で最も権威がある緩和ケアのテキストブック「Oxford Textbook of Palliative Medicine」には、「…… 死が迫った人に対して、宗教的な改心を迫ったり、宗教を強要してはならない……」とあります。同感です。末期の人の心につけいってくれるな、余計なお世話だと言いたくなります。

　もちろん仏教（大乗仏教や小乗仏教などたくさんの宗派がある）やキリスト教（プロテスタント、カトリックなどに分かれ、これもたくさんの宗派がある）、イスラム教やヒンズー教などの宗教を持

ち、それによって魂が救済されるならば、それは個人個人に認められている信教の自由に拠って立つのであるから、誰もそれを咎め立てすることはできません。

大部分の日本人は宗教を持たないと言われています（いわゆる「宗教人口」は総人口の数倍にもなるという統計もありますが）。これは世界的に見ても希有なことです。では、そうした日本人は、何を目当てに生き、何に慰められて死んでいくのでしょうか。

宗教を持たず、絶対的な存在に拠りかからない大多数の日本人が、困難な状況下でも己を見失わず平静な心でいるためにはどうあればよいのでしょうか。

たぶん、それは、日頃から心がほっとできるスポットをたくさん持ち、音楽、書物、絵画、映画など、自分自身が寛げるものがどれだけあるかが大切になってくるのかもしれません。

そして、自分の信念に従って、最期が迎えられればいいのではないでしょうか。

スピリチュアルケアと宗教とは異なるものですが、しかしだからといって宗教を軽んじることは決してしてはいけないことです。

人がある宗教を信じるとき、そこに魂の拠りどころを求め、また人を超える存在に祈るとき、心の平安が与えられます。究極の癒しの業と言えるのではないでしょうか。

各人の宗教の多様性を認めることから、寛容な社会が形成されるものと信じます。

スピリチュアルケア

そういう意味で、私自身も日ごろから自分の中にいくつもの引き

出しを持つように心がけたいと思います。そのあたりのことを私が教えを受けた英国やオーストラリアではどのようにしているのか。私の体験を踏まえ、紹介します。

カリタス・クリスティ・ホスピスのパストラルケアワーカー

> スピリチュアリティは、人によって異なる。私たちは晩年期に至り、スピリチュアリティによって、あるものに隠されている意味や目的を見いだすことができる。それは単に高齢者を救うだけではなく、介護者、家族、医療スタッフ、ボランティアが、疾病や苦しみの意味を深く理解するための支えにもなる。
> そして、その一連の流れの中で、人は死の恐怖を受け入れ、肉体的な活動が停止するという現実を理解することができる。
> 「高齢者の end-of-life ケアガイド」より

しかし、人はなかなかこのようにはいかない生き物です。人によっては精神がまいってしまい、奇矯な振る舞いに及んだり、夜になると煩悶して、せん妄状態に陥る場合もあります。

誰か信頼を寄せる人が傍らで、死への道のりを伴走してくれると、穏やかな気持ちになれるのかもしれません。

私が訪れたオーストラリア、メルボルンのカリタス・クリスティ・ホスピスには「パストラルケアワーカー」が常駐していました。静かな語り口調で、患者さんとご家族の信頼を得て、迷い惑う羊を優しく導くような役目を果たしていました。

聞けば、心理療法士としての経験を積み、精神科医師から定期的なスーパーバイズを受けていました。国家公務員としてのパストラルケアワーカーが、ホスピスや緩和ケア病棟だけではなく、救急外

スピリチュアリティ

来や ICU（集中治療室）、透析センター、CCU（冠疾患集中治療室）などでも働いていました。国として、緩和ケアやスピリチュアルケアに力を入れており、文化・文明の奥深さを感じたことでした。

また、オーストラリアはヨーロッパ人種とアジア人種が大半を占めていますが、人種、民族によっても拠って立つカルチャー（文化）が異なるため、例えばがんの告知にしても、欧米人は告知を受けることを望み、家族もそのように希望することが多くありますが、アジア人種は一般的に家族が告知を望まないようです。

そのような文化的な背景にも心配りをすることが必要です。

ドロシー・ハウス・ホスピスで学んだスピリチュアリティ

英国のホスピス・緩和ケアを視察したのは 2003 年 12 月でした。

ドロシー・ハウス・ホスピスは、温泉地、保養地で有名なバースにありますが、貴族の館を改修して、8 床のホスピスとして、またデイケアホスピスとしても運営されていました。

私はここでホスピスのスペシャリスト・ナース、夜間を専門に付き添うマクミラン・ナース、ホスピスボランティアからレクチャーを受け、中庭があるホスピスの病室やデイケアセンターを見学しました。その後、この施設の創始者であり、以前上智大学でお話を聴いたことのある、プルー・デュホー女史から「スピリチュアリティ」について講義を受けました。

「ホスピスケアにおいて、症状マネジメントは大切でベースなのですが、それはあくまでベースであって、目的ではない。自分のコントロールを喪失している人がどう対処するのか、実はリソース（resource）は自分の中にあるが、それに気づいていない。

スピリチュアリティは自分の人生に意味を見いだすことから始ま

る。……　宗教や信仰とは異なる。……　個人個人に合わせたケアに適していて、意味を見いだす環境はやはり家庭であり、病院ではなかなか難しい　……」というような講義の内容でした。

■コミュニケーション
病気の診断や予後について真実を話すこと (true story)

　高齢者に真実を話さないのと話すとでは、その後の倫理的な意思決定、治療方針、ケア計画の全体像が大きく違ってくる。また、真実を話さない場合、死にゆく高齢者に提供すべき情緒的、あるいはスピリチュアルな支援を十分に提供できなくなる。
　家族は通常、自分の愛する人には病気や予後について話したがらない。話さないことによって彼らを守れると信じているからである。しかし、高齢者が病気のことや将来のことを家族と語り合えず、一人寂しい思いをしていることを家族に理解してもらうために、家族に対して働きかけをすることができる。

これは洋の東西を問わず真実です。どうしたら家族が true story を受け入れてくれるか、緩和ケアのスタッフは心を砕いています。

■非言語的なコミュニケーション
高齢者のベッドサイドで静かに付き添うこと。
家族とともに穏やかな気持ちでお茶をいただくこと。
丁寧な姿勢や身振り、笑顔、手や腕への接触が大切である。

文化によって心地よく感じる対人距離は異なるようです。北米では 46 〜 61cm とされますが、中東やラテンの国々ではもっと短い

とされます。アジア人ではもっと長いのかもしれません。

■ **葬儀／追悼式**
> ライフサイクルの一つのステージから別のステージへ移行することを正式に認めることであり、移行がもたらす状態の変化を正式に認めることである。葬儀は故人をこの世の存在から象徴的な死の世界へ、心理的に移す。さらに残された人々の役割の変化を公に明らかにし、社会の中での新しい役割を与える。

葬儀や追悼式には確かにそのような側面があります。遺された家族が気持ちの整理をつけ、故人となった愛する家族にお別れをし、故人の存在しない自分自身の人生にもう一度「こんにちは」と言って、新たな日常に戻ります。
さらに葬儀は、遺族に次のような機会を提供します。
・生や死の意味を考える機会
・故人の人生や人となりを褒め称える機会
・亡くなった人に別れを告げる機会
・他の人とともに悲しむ機会
・そして、今後も生き続ける人に、愛する人の喪失や不在を確認させる機会

確かに亡くなったのだということを、自分も他人も確認することで次の段階に進むことができます。墓に納められたあとに、家族が定期的に墓を訪れることが、忙しい現代ではなかなか難しくなってきています。最近では、携帯電話の中に「お墓アプリ」を入れて、毎回それで墓参りしている人も現れたとか。墓の形態も時代とともに様変わりしていくのでしょう。

さまざまな疑問

私は本当は誰なのか？
どこから来て、どこに行こうとしているのか？
私はなぜ生きているのか？
人生の意味とは？
今苦しみながら生きていることの意義はあるのか？
死の意味とは？
残された時間をどのように過ごせば良いのか？
何か楽しみが残っているのか？
自分を超えた存在、神は存在するのか？
自分は天国に行けるのか？　　　　　　　　　　　　　　　　等々

このような問いは、宗教そのものとは異なりますが、重なる部分もあります。身体的、精神的機能が衰えていく中で、生そのものに対する執着から解き放たれ、死そのものに向き合える知恵が備わると、人は知恵によって経験の全てを持ち続け、そしてそれを次世代に伝えることができます。

マズロー（Maslow.A　アメリカの心理学者）がピラミッド型で表した欲求5段階説によれば、生理的欲求や安全・安定の欲求が満たされると、人は所属の欲求、承認の欲求、頂点の自己実現の欲求へと昇っていきます。

私は何者か？　それを解くためには、こうしたことが有効かもしれません。

　内省すること　／　日記を書くこと
　人生を回想すること　／　瞑想、黙禱、祈り

あとがき

　ホスピス・緩和ケアの道に進む前、私は大学病院や高機能病院といった世間では一流と認識されている病院に勤務していました。そこでは命を脅かす病に倒れ、もはや回復の見込みがない患者に、半ば意識がないのですが、中心静脈から高カロリー輸液が流し込まれ、あるいは胃ろうから流動の栄養物が流し込まれ、毎日血液検査を実施し電解質やCRP（炎症反応）、動脈血ガス分析が実施され、膀胱には留置カテーテルが繋がれ、人工呼吸器で呼吸させ、心電図モニター、動脈の脈波など一切が記録される、そんな世界で過ごしていました。

　私は思いました。「果たして、この患者さんたちは幸せなのだろうか？」と。

　そんなときに一冊の本に巡り会ったのです。福岡市天神の「アクロス福岡」という、もと福岡県庁があった地に建つビルの地下１階に、当時大きな書店があり、「ホスピス」関連の書籍がたくさん置いてありました。そこで、ふと目に留まったのが、サンドル・ストダード著の『ホスピス病棟から』（時事通信社、1993年刊）でした。少し立ち読みをして、「これだ！　私が探し求めていたのは」と思わず叫んでいました。周りには誰もいなかったのですが、いたらきっとびっくりしたでしょう。

　私が自著『ベッドサイドの実践緩和ケア塾』のセデーションの項目で掲げた文章をここに再掲します。

　　　死は決して悲劇ではない。究極の悲劇は、人間性を奪われて
　　死ぬことである。知らない人に囲まれ、無菌状態のなかで、愛

する人が差し出す精神的慈しみを受けられずに死ぬことなのだ。
(『ホスピス病棟から』サンドル・ストダード著)

　人生の終わりを迎えて苦しんでいる愛する人たちに、無用で意味のない医療をしてしまうことなく、最期の苦痛を和らげようと日夜奮闘しておられる読者にとり、この書が福音となりますように。

謝　辞
　人生の多くを一緒に歩み、支えてくれている妻、3人の子供たちに感謝を捧げたい。3人のすでに存在する孫たちとこれから生まれてくるかもしれないまだ見ぬ孫たちやその子孫に、幸多かれとエールを送りたい。
　最後に、がんに罹るとはどんなことなのかを身をもって教えてくれた愛する亡き母と、認知症を患いながらも果敢に自分の人生の尊厳を守り通した誇り高き亡き父に、この本を捧ぐ。

2018年12月25日

　　　　　　　　　　　　　　クリスマスの静かな夜に　小早川　晶

巻末付録

巻末付録-1　ホスピス・緩和ケアの起源と歴史
巻末付録-2　症状緩和　院内基本マニュアル
巻末付録-3　死に逝く人におこること
巻末付録-4　本書に出てくる薬品名一覧

巻末付録 -1

ホスピス・緩和ケアの起源と歴史

☐ ホスピス・緩和ケアの起源
　旧約聖書「サムエル記上」16章23節の記載。
「神の霊がサウル（ユダヤの王）を襲うたびに、ダビデが傍らで竪琴を奏でると、サウルは心が安まって気分が良くなり、悪霊は彼を離れた」
　現代風に解釈すると、おそらくはうつ病だったのかもしれない。竪琴の調べが心に響き、精神が落ち着いたものと思われる。ホスピス・緩和ケアにおける芸術療法の一つである「音楽療法」の提供が、初めて記載されている。

☐ ホスピス・緩和ケアの歴史
1834（天保5年）アイルランドのダブリンにセント・ビンセント病院（St.Vincent'Hospital）が建造された。
1879（明治12年）アイルランド、ダブリンに世界初の病院ホスピス設立（メアリー・エイケンヘッドの弟子の修道女たち）。
1884　オーストラリア、シドニーに Sacred Heart Hospice（シスターズ・オブ・チャリティ修道会）
1905　イギリス、ロンドンにセント・ジョゼフ・ホスピス（アイリッシュ・シスターズ・オブ・チャリティ修道会）。
1935（昭和10年）聖ルカホームでモルヒネの定期的投与が開始された。
1950　シシリー・ソーンダースが、聖ルカホームで夜間のボランティア婦長として勤務し、末期がん患者の鎮痛に驚く。その後、上司の勧めもあり医学部に進学。
1957　シシリー・ソーンダースが医師になる。
1958　シシリー・ソーンダースが聖ジョゼフホスピスに勤務。聖ルカホームの経験を導入し、看護師にある程度の薬の裁量権を持たせた。

その結果1000人以上の痛みが緩和され日常生活が可能となった。記録を保存し発表したので、次第に外にも知られるようになった。
1964　BBCでホスピス病院の必要性を訴え、イギリス全土や海外からも資金がたくさん集まった。
1967　セント・クリストファー・ホスピスが自己資金で設立された。イギリス最初の独立型ホスピス。イギリスには400近くの独立型ホスピスがあり、たくさんの在宅ホスピス・緩和ケアチームがある。さらに、末期の患者の自宅で夜間の付き添いを専門にしている看護師が1万人くらいいる。患者と家族が安心して自宅や老健施設で生活できるような体制が整えられている。その中で、ボランティアの働きもとても大きく尊い。
1975　カナダ、モントリオール。ロイヤル・ビクトリア病院泌尿器科バルフォア・M・マウント教授が世界初の緩和ケア病棟を創設。
1981　日本浜松の聖隷三方原病院に院内独立型ホスピス施設建造（日本初）。大阪の淀川キリスト教病院に院内病棟型緩和ケア病棟建造（日本初）。
1990（平成2年）診療報酬に緩和ケア病棟入院料が新設。
1991　ピースハウス病院建造。日本初の完全独立型ホスピス。
1997.4.20　シシリー・ソンダースが「ホスピスケアの哲学と実践」の講演（上智大学において）。
2002　がん地域診療拠点病院の整備が開始された。
2006　「がん対策基本法」成立。
2007　「がん対策基本法」施行。

巻末付録 -2

症状緩和　院内基本マニュアル
国保旭中央病院ホームページから

2017.2.9

　緩和ケアチーム外来（症状緩和目的）受診・緩和ケアチーム依頼をされた患者さんに限って、治療内容の確認のためにご活用下さい。
　基本は PEACE 配布資料を参考にしてください。こちらは応用編です。ご不明な場合は、遠慮なく質問・お問い合わせください。

痛みの種類の見直し

①**内臓痛**（腹部腫瘍など局在が曖昧で鈍い痛み）⇒オピオイド
②**体性痛**（骨転移など局在がはっきりした鋭い痛み）⇒ NSAIDs
③**神経障害性疼痛**（ビリビリ、ジンジン、しびれる、電気が走る）
　⇒鎮痛補助薬
＊通常は、①②③の疼痛が混在しており、上記の併用が勧められます。
　WHO がん疼痛除痛ラダーではまず、NSAIDs から始め、適宜オピオイドに移行します。オピオイドが急激に増量されている時は、再度、疼痛の種類、鎮痛補助薬・NSAIDs の有無を見直し、緩和ケア科にも相談・問い合わせをお願い致します。

オピオイド導入

①オピオイド導入
　内服可能：定時内服＋レスキューの処方（1 時間あけば使用可）

症状緩和　院内基本マニュアル

内服不可能：注射薬は緩和ケア科より提案、担当科で実施。

□オピオイド注射剤導入時の注意点

投与経路：

・末梢持続点滴：緩和ケア科としては推奨しておりません（特に、モルヒネは薦められません。耐性が急速にできてしまう傾向があります）。

　やむを得ない場合は、適宜持続皮下注投与量から比例計算・調整してください。

・持続皮下注射：

　調整量：

　　持続皮下注射用ポンプ（小型、携帯可能）：薬液量6～11ml調整、0.05ml/時刻み

　　シリンジポンプ：12～22ml調整、0.1ml/時刻み

　投与量：

　　内服薬から同一注射剤へ⇒換算表の相当量mg、年齢・肝腎機能等を考慮し減量調整。

　　オピオイドスイッチの場合⇒換算表の注射剤相当量mg×0.5～0.7（安全係数）（安全係数：作用の違い・年齢・代謝等を考慮し過剰投与・副作用を避けるため）

　投与開始法：

　　開始時1時間分フラッシュ、続いて持続皮下注開始。適宜レスキュー、ベースアップ。

＊換算表はHPでご確認ください。

＊上記で、お困りの際には緩和ケア科に遠慮なくご相談ください。

②NSAIDsの継続

内服可能：NSAIDsの定期内服

内服不可能：ロピオン注1A（50mg）＋生食50ml、30分で点滴静注、2～3回/日、およびオピオイドのレスキューを使用します。

③鎮痛補助薬の併用

内服可能：リリカ25～75mg眠前内服

内服不可能：2%静注用キシロカイン1A（100mg/5ml）＋生食50ml、30分で点滴静注、2～3回/日

＊静脈ルートが確保できない場合：2%静注用キシロカイン2A（200mg/10ml）0.4m/時で持続皮下注射が可能です。

オピオイド持続皮下注の開始および増量調整の実際

□持続皮下注用ポンプの場合（総量6～11ml）：

薬液（オピオイド＋セレネース［緩和用、5mg/ml］0.5～1A＋注射用水）を総量6mlに調整するので、0.25ml/時持続皮下注とすれば24時間で全量6ml投与されます。

注）セレネースは制吐剤として、また、せん妄対策として使用しますので併用をお願い致します。セレネースはpH4のため、生食と混注すると白濁しますので、調整には注射用水をご使用ください。

＊オピオイド薬液の総量6ml持続皮下注の場合（例えば、モルヒネ10mg/6ml）

0.15ml/時×24時＝3.6ml → 60%投与（6mg/24時）

0.20ml/時×24時＝4.8ml → 80%投与（8mg/24時）

0.25ml/時×24時＝6ml　 → 100%全量投与（10mg/24時）

0.30ml/時×24時＝7.2ml → 120%投与（継ぎ替えが必要）

0.50ml/時×24時＝12ml → 200%投与（継ぎ替えが必要）

* 0.30ml/時となったら、薬液の内容を調整しますのでご相談ください（例えば0.50ml/時のまま継続すると、セレネース2A［10mg］/日入ってしまいます）。

*レスキュー・ベースアップの方法

　レスキューは1時間量、30分あけば投与可能（しかし、効果・疼痛の種類をよく観察して下さい。オピオイドが無効な疼痛にフラッシュしては無意味ですし、危険です。）

　予防投与（トイレ・清拭前投与など）を除くレスキュー使用が3回以上あり、効果があった場合が3回以上あれば、ベースアップ（0.05ml/時ずつ）。

　判断が難しければ、レスキュー5回以上でベースアップとしてください。

CSI 流量（全量6ml）

投与速度	24時投与量	割合
0.10ml/時	2.4ml	40%
0.15ml/時	3.6ml	60%
0.20ml/時	4.8ml	80%
0.25ml/時	6.0ml	100%
0.30ml/時	7.2ml	120%
0.35ml/時	8.4ml	140%
0.40ml/時	9.6ml	160%

＊1日にベースアップが5回以上ある場合は、緩和ケア科にご相談ください。

□持続皮下注用ポンプがない場合

　シリンジポンプで対応（上記）：注射用水で希釈して倍量にして、0.05ml/時調整を0.1ml/時調整にします。

巻末付録 -3

死に逝く人におこること
大切な人を看取るポイント

『旅立ち　死を看取る』バーバラ・カーンズ著
（財）日本ホスピス・緩和ケア研究振興財団訳より改変

はじめに

現代人は自宅で、あるいは病院で死を迎えようとしている人を看取った経験に乏しい。

このパンフレットは、人が死を迎えるときに決まってたどる道筋への理解を深めるためのものである。いわばロードマップである。

最近の車のナビはよくできていて、瞬時に渋滞を探し出し、目的地に至る道を探し出してくれる。時には回り道と思えるような道が提示されても、その道を選択して車を走らせれば、たいていは目的地に到着する。また、一つの目的地に到達するためのたくさんの道が用意されている。

しかし、死ぬことという目的地に到着する道はたいてい一本道であり、あまり脇道といったものがない。反面、たとえば道の駅やサービスエリアのように、ちょっと一息する箇所があったりして、個人差は相当ある。また、このパンフレットに書いていることが全く起こらなかったりする。

死は、映画やテレビドラマで描かれているようには訪れないことが多い。本人や家族が思いもよらないときにそっと訪れることもあるが、そのようなことは少ない。やはり死が近いと思われるときに、

死に逝く人におこること

想像していたような段階を踏んで訪れることが多い。

　周囲の人が後から考えて、死ぬことが始まっていたなと分かるのは、死の３カ月前から２カ月前であることが多い。本人も自覚せざるを得ない、最終的な死にゆく過程は、死の２、３週間前に起こることが多い。

　しかし、そのことを周囲の家族や友人と話し合うことがないのが現状である。死ぬということをなかなか切り出せないでいるうちに次第に衰弱し、最後は坂道を転げるように弱っていく。このことを理解し、タイミングを逃さず、是非愛する人と大切なこと、たとえば遺言であるとかお墓のことなどを済ませてもらい、互いに「ありがとう」といってお別れできれば良いと思う。

1．死の３カ月前から１カ月前くらいにかけてのこと

　お釈迦様もおっしゃっているように、この時期からが看取りの時期だろう。

①身を引くこと

　「自分は死ぬのだ」ということが現実に明らかになっていくと、人はこの世界から次第に身を引くようになる。これが別れの始まりである。最初は新聞やテレビなどに興味が無くなる。世の中のことがどうでもよくなる。次に周りの人々に対しての興味が減る。最後に子どもや孫や最愛の人たちからも離れていく。

　あらゆるものから身を引き、次第に自分自身の内側に向かっていく。自分自身の内なる世界では、自分自身や自分の人生を理解し、価値を見いだそうとする。

　眠っている時間、あるいは眠ってはいないのだが一見すると眠っているように見えることが多くなる。ただ眠っているように思える

ときでも、周囲の人にはわからない奥深いところで、とても重要な作業が行われていることを知ることが大事である。誰かと会話をする必要が無くなり、言葉は重要ではなくなる。むしろスキンシップや沈黙が、より価値があるようになっていく。

②食事量が減ること

　私たちは食事をすることで、からだを維持したり、動かしたり、生かし続けることができる。しかし、からだが死の準備を始めたときは、食事量が減るのはごく自然なことである。しかし、このことは家族にとってはなかなか受け入れがたいことである。

　食生活は徐々に変化していく。何を食べてもおいしくなくなり、食欲も無くなる。固形物よりも液状のものが良くなる。はじめは肉類、次に野菜、そして飲み込みにくいもの、最後に柔らかいものでさえ食べられなくなる。家族が無理に食べさせようとすると誤嚥して食物が気道に入り、本人は非常に苦しむし、時に窒息することすらある。

　食べられなくなっても大丈夫。これからはからだのエネルギーではなく、こころのエネルギーがその人を支えることになる。

　体重が急速に減ることが多い。いわゆる悪液質の状態となる。

2．死の2、3週間から1週間前くらいにかけての兆候

①眠ることが増える

　この時期は大部分眠って過ごす。刺激によってその眠りから目覚めることは可能であるが、文字通り新しい世界、この世ではないあの世に足を踏み入れている。

　混乱がしばしばみられ、実在しない人と話をしたり、周囲の人には理解できない場所や出来事について話をしたりする。医学的には「せん妄」と呼ばれている現象であり、わりと誰でもそうなること

が多い。

すでに亡くなった家族やペットに会ったり、会話をしたりする。しかし、本人には実際に見えているのであるから、そのことを否定しないことが大切である。否定をするとますます混乱が強くなる。

興奮して手を動かしたり、意味がないような体の動きが見られたりするかもしれない。頭の中ではまだ仕事をしていたり、家事をしていたりする。そしてこの世界から次の世界へと意識が移っていき、この世から次第に移りつつあることを周囲の人たちも理解せざるを得なくなっていく。

②からだの変化

からだを維持することができなくなる。からだに目に見える変化が訪れる。頭部、上半身はかなり急激に痩せてくる。下半身特に下肢はリンパ浮腫でむくむことが多い。

もはや元気に動くことができなくなる。瞬発力がなくなる。多くの場合、血圧は下がり、最高血圧が 80mmHg を切ったりする。

心拍数も変化する。普通は1分間に 60 〜 70 回くらいだが、120 回を超えたり、反対に 50 以下に減ったりする。どちらも心臓の機能が衰弱していることを示す。

体温は上がったり、下がったりして変動する。

たいていは亡くなる数日前から体温は上がる。安易に解熱薬を使うと、発熱することで交感神経が緊張し、心臓の力を強めているのに、それが消えて血圧が急激に低下することもある。

汗を多くかき、多くの場合、じっとりしたいわゆる生汗をかく。交感神経や副交感神経、いわゆる自律神経が機能しなくなっていく。

皮膚の色が変わる。発熱して紅潮したり、寒気とととともに青ざめたりする。黄色みがかった青白い色、チアノーゼは、死が近づくとよくみられる。爪、手、足は青ざめたり、青白くなったりする。こ

れは心臓が弱り、からだの中の血液を、これまでどおり循環させることができなくなったためである。

呼吸の変化も起こる。呼吸は1分間に16回から20回が普通だが、1分間に40回から50回に増えたり、反対に1分間に8回から6回に減ったりする。あえぐような呼吸をしたり、呼吸が一時的に止まったり（無呼吸）、再開したりする。

一般的には、眠っているときにそうした変化が起こる。

嚥下機能が低下して唾液を飲み込むことが難しくなるし、痰が増える。そのため、のど元でごろごろと音がする（死前喘鳴）。咳をしても、吸引をしても良くはならない。こうした呼吸の変化や痰が増えることは、現れたり消えたりして、やがていつも観られるようになる。

3．死の数日前から臨終にかけての兆候

元気が出てくることがときどきにある。それまで見当違いが見られた人でも、はっきりとしてきて、てきぱき話をするようになることがある。

何日も食事を摂らなかった人が、好きなものを欲しがったり、実際に食べるかもしれない。しばらくの間、誰とも会いたくなかった人が、親戚の人や見舞いの人に会って話をするかもしれない。

周りの人は、病気が治って快方に向かっているのではと勘違いしてしまうかもしれない。これはあたかも線香花火が最後の瞬間にぱっと明るく大きな火の玉になるようにして劇的に起こる。最期のきらめきと呼ばれている。

これは、この世界から次の世界へと移るのに必要なこころの力が与えられたから。この力は次の世界に移る前に、一時的にからだを動かすのに使われる。そのときには周囲の者は判らないかもしれな

い。後になって思い当たることがよくある。

　死が迫ってくるにつれて、死の2週間前から1週間前の兆候がより強まる。

　血液中の酸素の量が減ることにより、じっとしていられない状態がさらに強まることがある。落ち着きがなくなり、もはや周りからの呼びかけにも煩わしさを示す。大好きだった孫のことも余裕を持って眺めることができなくなるかもしれない。

　呼吸のリズムが遅くなったり、不規則になったりする。無呼吸が10秒から15秒と延びていき、場合によっては30秒から60秒もあることがある。

　痰がさらに増えて、のど元でゴロゴロと大きな音がすることがある。やはり吸引しても効果はあまりない。本人は意識が薄れていたりほとんど意識が無いことが多いのだが、周りの人は苦しそうに見えるので心配する。

　尿量が次第に減っていき、2, 3日前になるとほとんど排尿が無くなる。

　目は見開いたままや半開きの状態になったりするが、もうほとんど何も見えてはいない。目の焦点は合わないことが多い。

　手と足の色が紫色になる。ひざ、足首、肘に斑点がみられる。手、足、背中、おしりの下になった部分にも斑点が見られることがある。

　耳は聞こえていることがあり、周囲の音を最期の瞬間まで識別しているといわれている。

　死が時間単位になってくると、すべての反応がなくなる。完全に呼吸が止まり、本当の別れがやってくる。一度か二度の長い間隔をあけた呼吸に続いて、最後の呼吸がみられる。息を吐いたままこときれる。数分後に心臓がその活動を止め、十数分後には、脳もその機能を完全に停止する。こうして、その人の体は完全に死に、この

世での務めは終わり、この世というロードマップは閉じられる。
　そして、あの世という新たな町に入り、新たないのちへと移る。

4．死の兆候のまとめ

①死の3カ月から2カ月前の兆候
- 自分を取り巻くこの世界から身を引いてゆく
- これまで興味があったものがどうでもよくなる
- 自分自身の内なる世界へ向かっていく
- 眠っている時間が長くなる
- 次第にやせていく
- 会話が少なくなる
- 食事量が減る

②死の2週間から1週間前の兆候

　見当違い
- 混乱する
- 実在しない人と話をする
- 周囲の人と会話がかみ合わなくなる

　からだの変化
- 血圧が下がる
- 心拍数が増えたり減ったりする
- 体温が上がったり下がったりする
- 汗を多くかく
- 皮膚の色が青ざめたり青白くなったりする
- 呼吸が不規則になる
- 痰が増える
- 眠っているが呼びかけには反応する
- 全身の衰弱が一層顕著になる

- 食事はできず、水分をわずかにとるのみとなるが、それもできず次第に誤嚥するようになる

③ **死の数日から数時間前の兆候**
- 元気が出てくることがある
- 死の2週間から1週間前の兆候がより強くなる
- じっとしていられない状態になったり、まったく動かなくなったりする
- 呼吸のリズムが不規則になったり、止まったり、再開したりする
- 痰がさらに増える
- 目がとろんとしたり、半開きの状態になったり、涙が出たりする
- 手、足、ひざが紫色になり、脈が弱くなり、触れにくくなる
- 尿が減少する
- 尿や大便を漏らす

④ **死の数分前の兆候**
- 呼吸がほとんど止まる
- まったく反応がなくなる

⑤ **死の兆候（死の3徴候）**
- 呼吸が停止する
- 心臓が止まる
- 瞳孔が完全に開く

⑥ **死後の変化**
- 死後硬直が始まる
- 体の壊死、腐敗が進行する

本書に出てくる薬品名一覧

一般名	総称	ページ
アセトアミノフェン	アセトアミノフェン	55
	アセリオ	24
アルプラゾラム	アルプラゾラム	63
	コンスタン	63
	ソラナックス	63
エチゾラム	エチゾラム	63
	デパス	63
オキシコドン塩酸塩水和物	オキシコンチン	14,15
	オキノーム	15
	オキファスト	14,19
オクトレオチド酢酸塩	サンドスタチン	24,25,30
オランザピン	オランザピン	58
クエチアピンフマル酸塩	クエチアピン	58
ジクロフェナクナトリウム	ボルタレン	33,56
スコポラミン臭化水素酸塩水和物	ハイスコ	26,29,57
センナ	センナ	34,35
センノシドA・Bカルシウム	センノシド	34
タペンタドール塩酸塩	タペンタ	13,14,15,17,19
トラマドール塩酸塩	トラマール	14,56
ナルデメジントシル酸塩	スインプロイク	34,35
パロキセチン塩酸塩水和物	パキシル	61
	パロキセチン	61
ハロペリドール	セレネース	20,22,23,25,26,27 29,30,40,106,107
	ハロペリドール	23,29,58
ピコスルファートナトリウム水和物	ピコスルファートナトリウム	34
ビサコジル	ビサコジル	34
ヒドロモルフォン塩酸塩	ナルサス	14,15,16,19
	ナルベイン	14,16,19
	ナルラピド	15,16

本書に出てくる薬品名一覧

一般名	総称	ページ
フェノバルビタール	フェノバール	32
フェンタニル	フェンタニル	19,21
	ワンデュロ	14
フェンタニルクエン酸塩	アブストラル	15
	フェンタニル	14
	フェントス	14,15,18,20
フルボキサミンマレイン酸塩	フルボキサミンマレイン酸塩	61
	ルボックス	61
フルルビプロフェン アキセチル	ロピオン	106
プレガバリン	リリカ	56,106
ブロマゼパム	セニラン	35,77
ミダゾラム	ミダゾラム	22,27,30,31,32,43
ミルナシプラン塩酸塩	トレドミン	61
モルヒネ塩酸塩水和物	アンペック	14,15,77
	オプソ	15
	パシーフ	14
	モルヒネ塩酸塩	16,20,22,24,25,26,27,30,40
モルヒネ硫酸塩水和物	MSコンチン	14
ラクツロース	ラクツロース	34
リスペリドン	リスペリドン	58
リドカイン,アドレナリン	キシロカイン	22,24,25,106
ルビプロストン	アミティーザ	35
ロキソプロフェンナトリウム水和物	ロキソプロフェン	56
ロラゼパム	ロラゼパム	63
	ワイパックス	63
酸化マグネシウム	酸化マグネシウム	34

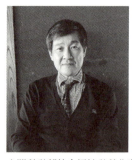

■小早川　晶　Kobayakawa Akira
1981（昭和 56）年、九州大学医学部医学科卒業。1990（平成 2）年、淀川キリスト教病院救急部副部長、1996 年より福岡の福岡栄光病院ホスピス担当医師、木村外科病院緩和ケア病棟医長、村上華林堂病院緩和ケア病棟施設長を経て、2007 年、ピースハウス病院（ホスピス病棟）医師を勤める。2009 年より北九州市立医療センター緩和ケア主任部長。2016 年から国保旭中央病院緩和ケアセンター長。西南学院大学人間科学部社会福祉学科非常勤講師。

社会活動：福岡緩和ケア研究会設立（代表世話人）、日本緩和医療学会教育研修委員会委員、福岡緩和ケアの夕べ代表、福岡県終末期医療対策協議会委員、小倉在宅緩和ケアミーティング代表世話人など。現在、日本ホスピス緩和ケア協会関東甲信越支部役員を務める。

分担執筆：『幸せな死のために』文芸春秋社、『緩和ケアをはじめよう』木星舎。

著書：『ベッドサイドの実践緩和ケア塾』木星舎、『早わかり　がんの痛みのケアノート』照林社、『緩和ケア・コンサルテーション』南江堂。

老いの緩和ケア

人生 100 年時代の痛みをやわらげる

2019 年 5 月 2 日　第 1 刷発行

著　者　小早川　晶

発行者　古野たづ子
発行所　図書出版木星舎

〒814-0002　福岡市早良区西新 7 丁目 1-58-207
tel　092-833-7140　fax　092-833-7141
http://www.mokuseisya.com

印刷・製本　シナノ書籍印刷株式会社

ISBN978-4-909317-08-7